いのっちの手紙

斎藤環⇕坂口恭平

中央公論新社

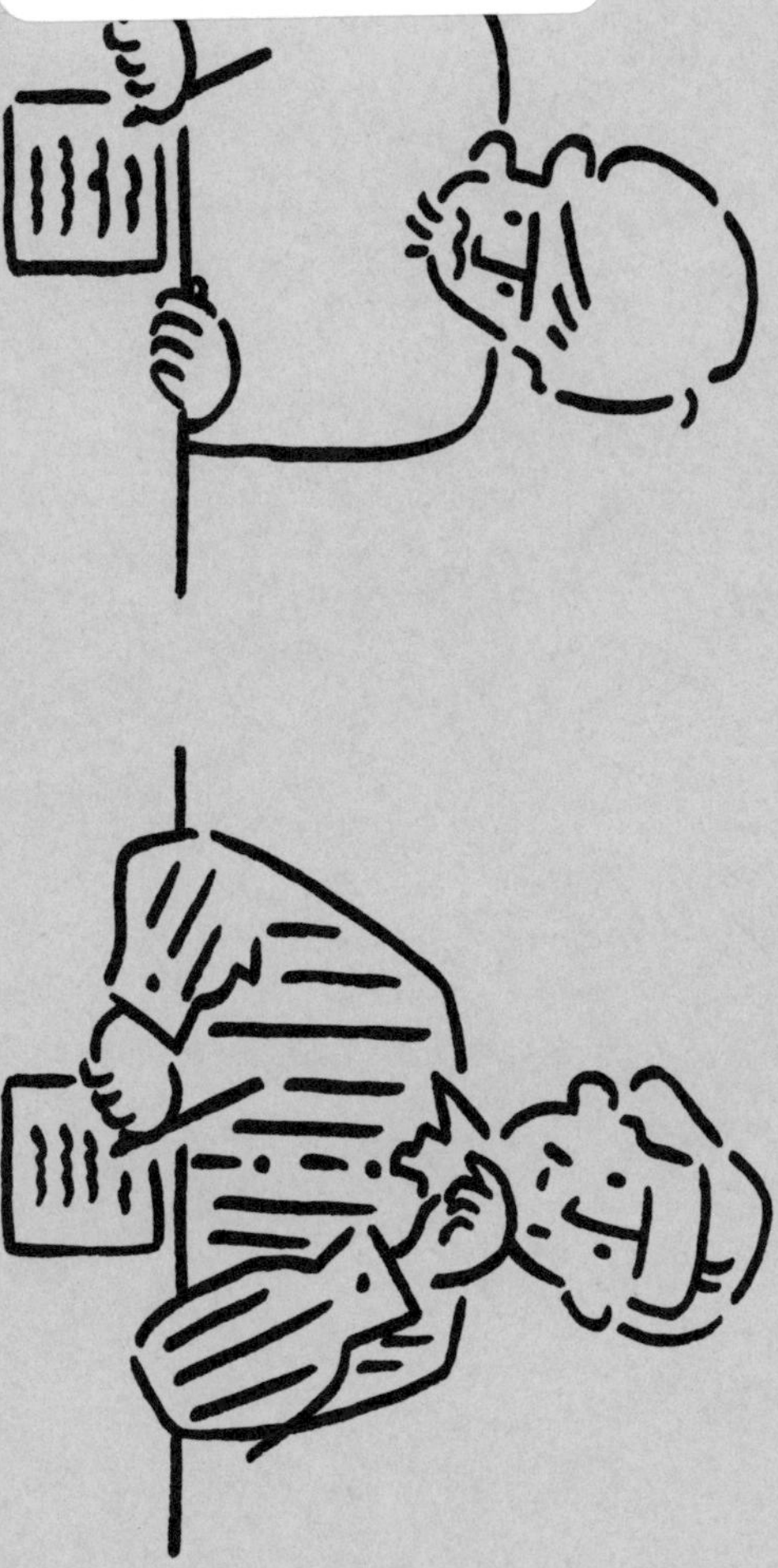

はじめに

坂口恭平さんは、私が心から尊敬する若い友人の一人です。本書でも身も蓋もなく開示している通り、私はかなり自己愛的な人間なので、「尊敬」という言葉を出し惜しみしがちなのですが、恭平さんについてはためらわずこの言葉が使えます。私には彼のような生き方はとても真似ができない、というのがその最大の理由です。

恭平さんの名前は彼のデビュー当時から知っていました。震災後の支援活動はあちこちで話題になっていましたし、初期のベストセラー『独立国家のつくりかた』も面白かった。しかしなにより『現実脱出論』（講談社現代新書）で度肝を抜かれました。思考とは考える行為ではなく、人間が内側に形成した「思考の巣」であり「現実と対置された空間」である。創造行為とは、個人それぞれの「思考という巣」どうしを、現実という意思疎通のための舞台の上でつなぐことを意味するというのです。こんな形で創造や表現の意義が明確化されたことに、本当に驚かされました。

私は現在、フィンランド発のケアの手法でありシステムでもあるオープンダイアローグの啓発活動に取り組んでいますが、恭平さんの活動は私たちの対話実践と重なるところも多く、その意味での関心もありました。二〇一六年に私が会長として筑波大学で開催した日本病跡学会総会では、双極性障害の当事者としてゲスト参加していただき、抄録集の表紙絵まで描いていただきました。事情があって予定されていたパートナーのフーさんとの対話は実現しませんでしたが、私との対談の席上ではトーキング・ヘッズ「サイコ・キラー」の素晴らしい弾き語りを披露してくれました。昨今のリモート学会ではありえない喜ばしいアクシデントとして、今となっては懐かしい思い出です。

そんなような経緯から、私は一貫して恭平さんの活動には敬意を抱いていましたが、その一方で、精神科医としてかなり懸念もしていました。一般に双極性障害は治しにくい疾患で、そこそこの寛解状態には持ち込めても、きれいに治すことはとても難しい。しばらく安定したように見えても、どうしても再発を繰り返してしまうのです。当時の恭平さんは、時折襲ってくるうつ状態をまだ十分に克服できておらず、そのつどずいぶん苦しんでいたように記憶します。だから生産性が高まっている状態を見ても「これは一時の軽躁状態で、いずれうつ期がやってくるだろう」と予測せずにはいられませんでした。そんな状況下で携帯番号を公開し「死にたい」と思う人の相談にのる「いのっちの電話」のような、負荷の大きそうな活動を続けているのも気がかりでした。

しかし二〇二〇年を境に、恭平さんの活動は大きく変化します。特に「畑」と「パステル画」の存在が大きかったようです。『自分の薬をつくる』（晶文社）を書評のために読んで驚きました。恭平さんはもうとっくに通院治療も薬もやめていて、一年以上も再発していない、というのですから。生活の「しおり」や「企画書」を作り、アウトプットを増やし、自分の「声」を薬にする、という発想はいずれも斬新で実用性もある。しかし何より、恭平さんがこうした自己治療の努力によって双極性障害を克服しつつあるという事実に、精神科医として強い感銘を受けました。

時を同じくして恭平さんがツイッターにアップしはじめたパステル画も素晴らしかった。畑への行き帰りにｉＰｈｏｎｅで撮影した写真をもとに描かれた風景画は、とりわけ空と水、そして光の表現が秀逸でした。絵が欲しくなって展覧会に行っては見たものの全作品が売約済みで、諦めきれずに恭平さんにメールで直接連絡を取り、九枚のパステル画を購入させてもらいました。同時期に出版された画集『Pastel』（左右社）も購入したのは言うまでもありません。

この当時から今に至るまで、恭平さんは「いのっちの電話」の活動を続けながら、毎日膨大な文章を書き、畑で野菜を育て、パステル画を描き、ほかにも編み物をしたり水墨画や版画を手がけたり作曲したりと、おそろしく生産的な日々を過ごしています。不思議なのは、そのすべてが自然体で、無駄な力みや自己演出をまったく感じさせないことでした。なぜこんなことが可能になっているのか。これはもう、ご本人に聞いてみるしかない。

そんなことを考えていたおり、二〇二〇年一〇月に雑誌『婦人公論』誌上で恭平さんと対談する機会に恵まれました。思えばこの対談をきっかけに、この往復書簡がはじまったのでした。

私の目論見は主に二つありました。一つは「いのっちの電話」についてです。カウンセリングや精神療法の専門家ではない恭平さんが、なぜこのような活動をしても疲弊して燃え尽きることなく、一〇年近くも成果を上げ続けているのか。私はこれまで、非専門家の善意が暴走してしまういたましい事例をいくつか見てきました。恭平さんの実践がその轍《てつ》を踏むことなく成果を上げているとすれば、そこには間違いなく治療上のヒントがあるはずです。まずはそれを知り、そこから学びたかった。

二つ目は恭平さんの自己治療＝創作活動に対する病跡学的な関心です。たしかに従来の病跡学にも、創造行為が症状の代わりとなって発病を防いだといった考え方はありました。しかし恭平さんのように、創作活動を意識的に治療として用い、方法論として洗練していった人は、私が知る限り存在しません。その経験を掘り下げていけば、双極性障害の精神病理から治療に至るまでの、まったく新しい知見が得られるのではないか。

結論からいいましょう。私の二つの目論見はいずれも、この往復書簡を通じて、予想もしなかった高いレベルで達成されました。この本には、当事者視点に基づいた病跡学的試みや、精神病理にまつわる複数の仮説、ケアと治療につながる貴重なヒントがぎっしりと詰まっています。さらに私は本書の中で、坂口恭平の創造=治療のあり方について、暫定的ながら私なりの「答え」を見出しました。どんな答えか？　それは、読んでからのお楽しみとしておきましょう。

恭平さん、時にはぶしつけな内容の手紙にも根気よくおつきあいいただき、ありがとうございました。近い将来、熊本でおめにかかれることを楽しみにしています。

斎藤環

二〇二一年九月六日

保護猫ダイアン&ローグの騒ぐ物音を聞きながら

水戸市百合が丘にて

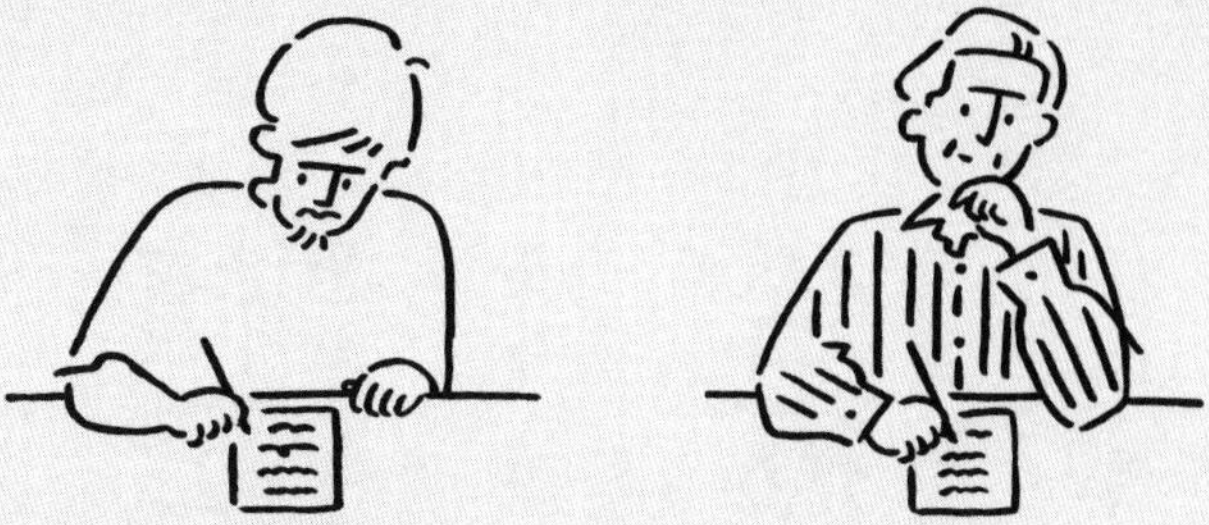

いのっちの手紙　目次

いのっちの手紙

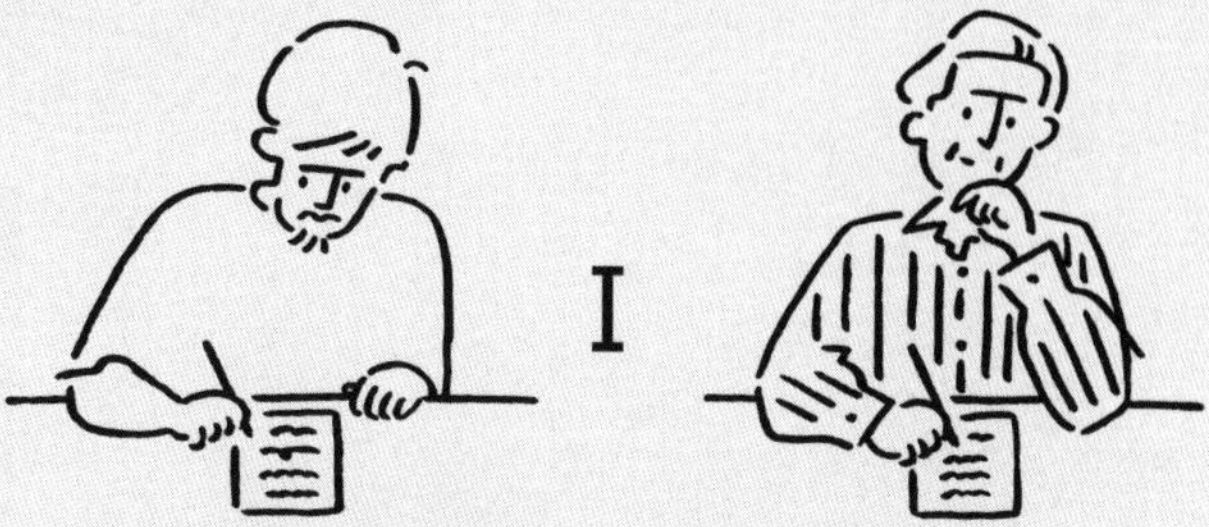

I

傾聴／境界

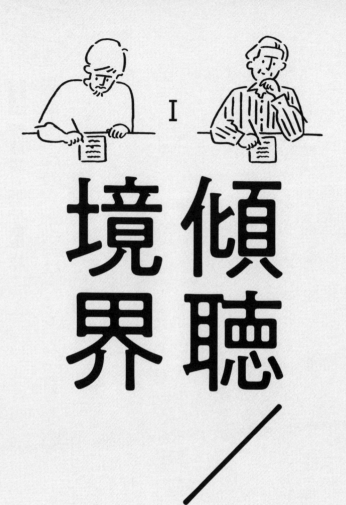

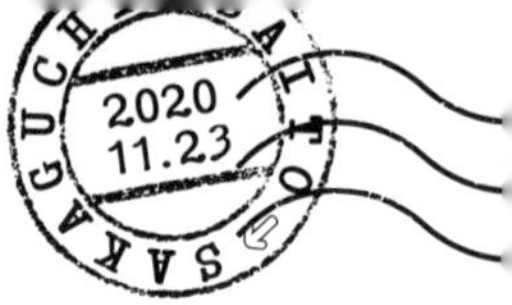

第一信 斎藤環⇩坂口恭平様

恭平さんの方法論は、「とんでもない」

2020年11月23日

ほんの思いつきから提案した往復書簡、はじまってしまいました。これからしばらくは、僕からの質問攻めみたいになるかもしれませんが、よろしくお願いします。とにかく僕は今、坂口恭平の実践、創造、そして方法に、はなはだしく興味津々なのです。

二〇二〇年一一月一四日付けの『朝日新聞』「ひと」欄でも携帯番号が公開されてしまいましたね。さぞや電話が殺到しているのではないかと思います。でも「大変ですね。本当に大丈夫？」とは聞かずにおきます。これがもし恭平さんじゃなかったら、精神科医としての僕は、多分必死で止めていたはずです。そんなことしたら共感疲労で燃え尽きてしまう、頼むから自分の健康や家族の幸福を最優先にして、支援や相談は片手間でやろうよ、としつこく説得していたと思います。でも、それはしません。やめておきます。

一つの理由は、くだんの記事に「論破」と書いてあったからです。ほとんどのカウンセラーが目を剝《む》きそうなこの言葉がもし「寄り添う」とかだったら、やっぱり必死で反対していたと思います。でも「論破」だったので、「ああ論破なのか、じゃあしかたないや」と思えたのです。いやあ、ちょっといないですよ、自殺相談電話で相手を「論破」する人。でも、そんな理屈は割とどうでもいい。恭平さんがこれまで受けてきた二万件以上の相談、そこではっきりと相談後に自殺したと認識できる事例がほとんどないという事実、これはもう実践に根ざしたエヴィデンスでしょう。そこで鍛えられた方法論が「論破」なら、これはもう、しょうがないですよ本当に。

私は恭平さんの方法が自殺予防に有効であることを確信してはいるのですが、「なぜ有効なのか」が、わかるようでわからない。だから恭平さん以外の人に「キミもいのっちの電話やっちゃいなよ」と勧める気にはなれずにいます。しかし恭平さんも否定しているように、その活動が坂口恭平という個人だから可能であるとも思えない。そこには、なんらかの伝達可能な方法論があるはずです。

今回の往復書簡の提案をしたのは、精神科医としてその方法論をぜひ知りたい、解明したいというところから出発しています。恭平さんは、自殺予防カウンセリングの研修を受けたわけでもなく、体系的に臨床心理学や精神医学の勉強をしたわけでもない（と思います）。にもかかわらず、その実践は、凡百の精神療法よりも効果を上げているように見える。やっていることは、精神療法の常識から外れていることが多いにもかかわらず、です。

普通、理論を学ばずに臨床に飛び込む人は、現場の持つ暴力的な作用によって、どんどん傷ついて歪んでいくことが多いんです。挙げ句に、極端なニヒリズムやオカルトに陥ったり、とんでもなく暴力的な手法に行き着いたり、命を縮めかねないくらい自己犠牲的になったりする。そんな人を何人も見てきました。だから僕は、現場主義を信用しません。自己流の「野生の治療者」はしばしば当事者にとっても有害な存在になりえます。そういう人にはしばしば、独特の「鈍感さ」の印象があります。荒砥石のような現場の力で、心のうぶ毛（中井久夫）がすり切れているとでもいいましょうか。恭平さんにはそれがない。もしそんなに鈍感だったら、ほかの創作活動が続くわけがない。

恭平さんは自身が双極性障害の当事者ですよね。そういう立場の人が自殺予防に取り組む姿は、ユングの言う「傷ついた癒し手（Wounded Healer）」を髣髴とさせます。私が言う「野生の治療者」的な人々にも傷ついた癒し手が多いことは、東畑開人『野の医者は笑う』（誠信書房）にも活写されていました。率直に言えば、僕も当初は、恭平さんの実践をそうしたちょっと斜に構えた視点から見ていた時期があります。しかし、そうした負の予測は完全に間違いでした。恭平さんは自分の当事者体験を単に共感のツールに使うわけではない。むしろ体験から仮説を抽出し、実践によって検証しては、さらに仮説をブラッシュアップしている。その成果が「いのっちの電話」なのではないかと今は思えるのです。

さて、ご存じかもしれませんが、自殺予防のゲートキーパー研修などで重視されているのは、「ビフレンディング」の姿勢です。イギリスで「いのちの電話」のルーツとなった「サマリタンズ」を創始したチャド・ヴァラーの言葉です。その基本は、傾聴、共感、寄り添いです。僕の大学院時代の師匠の一人で、「いのちの電話」創設にも尽力した故・稲村博さんは、ビフレンディングにヒントを得て、「心の絆療法」を提唱していました。こちらも文字通り「心の絆」を重視する点では、ビフレンディングの精神を引き継いでいます。

率直に言えば、恭平さんの方法論は、従来の自殺学の常識から見るとかなり「とんでもない」。本や動画で見る限り、いつもじっくり「傾聴」するとは限りませんよね？あんまり「共感」も重視してませんよね？「寄り添い」や「心の絆」についてはどうでしょう。たしかに寄り添っているようにもみえるのですが、絆としては電話回線限定ですよね。ちなみに稲村さんは、電話と対面を並行して行うことにこだわっていました。

そこで第一の質問です。恭平さんが「いのっちの電話」を受けるときに、大切にしている姿勢はどのようなものでしょうか？　いつの間にか相談員の方が増えているようですが、後継者を育てる際に、どんな姿勢を大切にするように教えていますか？　もちろん相談の姿は見てもらっていると思いますが、「技は教えない、俺の姿を見て盗め」とか、昭和の職人みたいなことは言ってませんよね？

ご回答を楽しみにお待ちしています。

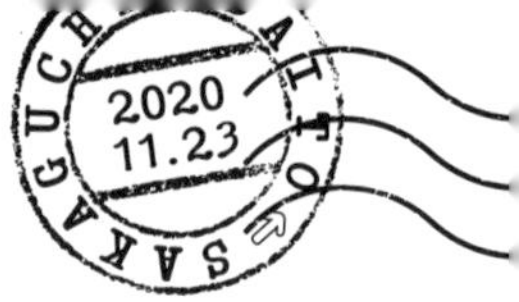

第二信　**坂口恭平⇩斎藤環様**

死にたい人に死なない方法を伝えているわけではないんです

２０２０年11月23日

さっそく届いてびっくりしてます。僕のいのっちの電話がどこまで有効なのかは、僕自身としても、わからないとは思っているんですが、実際に電話に出ている感触としては、なんだかそれなりにいい感じである、実際に死なずに済んだケースもたくさん目の当たりにしてもいます。でも実際、怒られることもあります。一体、なんなんだお前は、素人がこんなことやっていいのか、やめろと言われることもあります。だから合わない人にはまったく合わないのかもしれません。と言いつつ、怒った人もまたかけてくることも多いです。そして怒られることは、一日に一回もないです。今日は五八人、僕が担当しましたが、一度も怒られてません。今のところ、二万人以上は電話に出てきたと単純計算で考えているのですが、時々は困る人もいて、実際にブロックした人もいます。

一日に何件もずっとかけてくる人、すごく攻撃的な対応をしてくる人などです。さすがに僕もそれだと疲れてしまいますので、ごめんなさいと伝えて、ブロックします。今数えたらこの一〇年で六六人ブロックしていました。これまた単純計算ですが、〇・三三％と一％にも満たない数なので、まあたまには仕方ないかもしれないと思ってやってます。なんにせよ、僕は悪意を感じた時には、うまく相手と話すことができません。だからその時はいつも、そのまま口にしてます。誰かを攻撃して、そのことが原因で孤立してしまい、それで死にたくなった、などという相談も僕はうまく受け入れることができません。その時も、僕には対応できないと伝えます。僕は全ての人に対応できるというわけではないと思います。万人に通用する人間ではないと知ってます。でも、僕は基本的にはあらゆる人から電話を受けようと思ってます。苦手な人には苦手です、と伝えるが、全ての人から電話が繋がるようにはしている。そして、かかってきた電話にはできるだけ出ることにしてます。こちらから制限をかけることはしてません。その六六人のブロックしてしまった人々以外には。

最近は、いくつか大きなメディアで取り上げられたために、いのっちの電話は、昨年までは一日多くても一〇件くらいだったのに、今では一日一〇〇件超えることも少なくありません。大変か？　と聞かれたら、大変ではないとは言えませんが、だからといってそれで他の仕事が疎かになったことはありません。毎日、原稿も書けてますし、絵も毎日一枚欠かさず描いてます。夕方には畑にも行ってます。野良猫にも餌をあげてます。そして、毎日、家族でご飯を食べてます。家族でご飯を食べている時には「今、家族とご飯を食べているので、一時間後にまたかけてください」と正直に伝えます。そして、一日に一〇〇件以上の対応は今のところ難しいようで、一〇〇人を超えてきたくらいから、偏頭痛が始まります。それが僕にとっては一日の仕事の終わりの合図です。それがたとえ日課として寝る時間に設定している午後九時前であっても、いのっちの電話に出るのは睡眠が終わった翌日の朝四時以降にしてます。それでも電話に出ないわけではありません。ついつい着信を見ると、電話に出てしまいます。そして「今は頭が痛くなっているので、明日にしてください」と伝えます。そうすると、時々「話をしてくれないんですね。じゃあ今から死にます」と言ってくる人もいますが、そこは正直に「今日、自殺するのならそこは諦めます。僕の体が壊れたら続けられないので、でも明日からは死ぬまで毎日やってますので、電話ください」と言うことにしてます。今のところ、それで翌日、警察から「自殺しました」という報告はありませんが、この対処が正解なのかどうかはわかりませんが、僕はこれしかできません。正解は特に求めていません。僕にできることをやるだけだとはじめから決めてます。

環さんは、僕じゃなかったら、必死で止めていたはずだとのこと。僕も同感です。僕も他の人には今のところおすすめしてません。しかし、実は、環さんも手紙に書いてくれていたのですが、今は、実際には今月から、いのっちの電話相談員を僕はツイキャスで配信中に募集しまして、現在一三人の相談員が僕が出れなかった電話を一日に一〇件ほど担当してくれてます。これまで僕は一度も、他の人に頼めないと思っていたのに、なぜ今回募集したのか、そして採用したのか、ということは正直僕もよくわかっていません。他の人にはとてもお願いすることができないと思ってました。でも、他の人に頼んでもいいかもしれないとふと思ったきっかけは、環さんが、僕がいのっちの電話で実践していることは技術かもしれない、つまり、他者にも伝えられるかもしれないとおっしゃってくれたからです。すみません、勝手にきっかけにして。もちろん、他にも一日一〇〇件を超えてきて、僕一人ではこれ以上対応するのが難しくなってきたということも正直あります。僕としても、他の人でもいのっちの電話ができるかどうかを実践する時なのかもしれないと思うタイミングだったとも言えます。ですが、今は一日一〇人分の電話をお願いすることにとどめています。そうすると、一人、多くても三人くらいの担当になります。誰もやれる人がいない時は、一人で五人ほど担当する人も出てます。しかし、今のところ、彼らの誰かが問題になったことはありません。むしろ、僕でなくてもいい、と言う人がほとんどである、というのが結果として出てきてます。逆に僕は一人にかける時間は限られているので、それなりにさくっと電話を切るのですが、相談員は親身になって答えてくれるので、彼らの方がいいと思う人もいたに違いありません。

僕が彼ら相談員に、いのっちの電話を手伝ってもらう際に、何か教えたことはありません。僕はツイキャスで配信中に募集しました。そして、僕は誰一人として相談員の顔を知りません。僕が聞いているのは声だけです。履歴書なんかももちろん受け取ってません。本名を知らない人ばかりです。でも僕の配信や作品を楽しんでくれている人、そして、なんらかの形でいのっちの電話のようなことを自分もやりたいとぼんやりとではあるが思っていた人ではあるようです。僕が確認したのは「声」だけです。いい声だったのです。もっと話していたいと思う声、かつ、依存される声ではないような気がする、と感じた人だけ採用したつもりです。これは僕自身の主観でしかありません。だからまったく参考にならないかもしれません。しかし、それまで僕は一度もいのっちの電話を人に頼もうと思ったことはありませんでした。何人か、僕に手伝いたいと言ってきてくれた方もそれ以前もそれ以後もいました。しかし、その時は僕は丁重にお断りしました。なぜかあの時、僕は突然、募集しようと思い立ち、そして、その場で一三人決めました。このことに関しては、まだ始めたばかりなので、参考にはならないかもしれません。でもやってみたいと思ったので、やってみようと思います。依存されて何度も電話がきている時には、疲れている時には疲れたと言って、切るように伝えました。

朝日新聞での記事で「論破」と書かれていたのですが、まあ実際に僕は論破と言ったのでしょうが、論破という言葉はその時初めて口にしたと思うくらい僕としては特に重要なアイデアではありません。でも朝日新聞的にはとても興味深く映ったんだと思います。でも、彼らは別に僕を守ってくれるわけではありませんから迷惑だったとも思います。今後は無差別に、人々に僕のいのっちの電話の行動が伝わっていくのがいいのかわからず取材はしばらく断ろうと思ってます。今の一日一〇〇件、つまり月に三〇〇〇人が僕にとっての今のところの限界であると理解したからでもあります。

でも僕はただ傾聴しているわけではありません。妻のフーもそれは頷いてました。おそらく妻が一番僕のいのっちの電話を聞いていると思うので、正直な感想を聞いてみましょう。

「話はまず聞くけど、最後までは聞かずに、恭平の言葉を出しているように見えるから、いわゆる傾聴とは違うような気がする。時々は強い言葉で言ったり、厳しかったりするのを聞いてびっくりすることもある。そんなこと言って大丈夫なのかなとドキドキすることもある。けど、それで切るわけではなくて、最後、電話口で笑いあったりしているところを目の当たりにすると、恭平のやり方で、コミュニケーションをとることで、深刻な空気や流れが変わって、その人の悩みが、悩みではない方向に移行しているのかもしれない。普通の命の電話では考えられないけど、でもすごいなあとも思う」

これが今、妻に聞いた感想です。確かに、僕は電話口で、強い口調になる時もあります。基本的にそれは今から死ぬと脅迫されたと感じる時だと思います。「そんなふうに言うから、周りに誰もいなくなったんじゃないか。そんなんじゃ俺も嫌だ。そんなこと言われるなら電話なんかしないでほしい。でも俺は馬鹿だから、またあなたから電話がかかってくれば出る。そして、あなたは他につながる電話はない。だから、そんなこと言わずに、ちゃんと辛いなら、辛いんだから、一緒に方法を考えたい。死ぬ死ぬって脅すなら俺は付き合わない」とはっきり言っちゃいます。これがいいのかどうかはわかりません。

論破しているかはわかりませんが、悩みを聞くという頭にはなっていないかもしれません。僕が自分の経験から感じていることは、死にたいと感じている、つまり、深い鬱状態の時には、基本的に全ての判断が間違ってしまっています。だからその悩みという枠の中に僕も入って、それで一緒に解決しよう、まずはあなたの感じている悩みを全部吐き出してくださいと言って、聞いてしまうと、僕までおかしくなってしまうことが多いです。そこに解決はありません。鬱状態の時の悩みに、それを解決して、何か新しいことを見つけ出そうという意欲がゼロです。それは僕がそうだったからよくわかるのですが、悩みの中にいる時は、ただ悩むだけです。その思考回路を延々と続けるのです。だからこそ、悩みを全て聞いてしまうと、それはつまり解決がない、ああ、死んでもおかしくないということになるのではないかと思うようになりました。だから僕はすぐに話を折ってしまいます。だからこそ「ここは話を聞いてくれるところではないんですね、失望しました」みたいに怒られることもあります。でも、僕としてはだからと言って、その手に乗ってはまずいのです。僕自身がそうでしたから。悩みなんて解決したいと思っていなかったのです。なぜかどうにかしてでも悪い方向へ、うまく行かない方向へ、むしろそう求めているように動いてしまいます。それが鬱状態です。

　今も、死にたいと電話がかかってきました。原稿を書いていようが、僕は出ます。もっと書きたかったら、書きたいから明日電話してと伝えます。でも話を聞こうと思ったら聞きます。まずは僕は自分が今何をしたいのかを完全に優先させてます。でも緊急であれば話を聞くとは伝えます。緊急であれば話は別です。僕も仕事をやめて話を聞きます。しかし、待てるのであれば待ってほしい、今日は仕事がパンパンだから明日にしてほしいと感じたのなら、そう伝えます。とにかく自分に正直でいることを僕は一番最優先してます。僕が疲れていたら、疲れていると正直に話す。それしかないと思ってます。

彼は死にたいと言いました。でも声はまだしっかりとしてます。僕は絶対に死なないなと思ってます。原因は何？　と聞きました。特に丁寧語ではありません。いわゆるタメ語ってやつですね。すると、二〇代後半の男性は仕事でうまくいかなくて、と言いました。その瞬間に、僕は笑ってしまいました。仕事で死ぬやつがあるかと言ってしまいました。死ぬくらいならまずは仕事やめなよ、なんだそれは命よりも大事な仕事って、そんなにすごい仕事なのかと聞くと、いや、そうなんですけどね、と男性も少しだけ笑ってくれました。現場施工の仕事をしていて、職人からいじめにあっていると言います。現場施工の経験があるのかと聞くと、まだ半年だ、と。現場施工の仕事は、まず現場を知らないとうまくいきません。僕も建築の仕事をしてたからよくわかります。僕がやっていたのは職人側ですが。建築家は基本的に無理難題、つまりはよく考えていません。ま、こう決めつけちゃいけないんですが、職人側はよくそう思ってます。それを知ってます。だから、現場施工の新人の仕事をしているのであれば、まずは職人からの現場の声を一〇〇%聞かなくてはなりません。上司から言われた通り、職人にやれと言っても文句を言われるだけです。そうではなく、むしろ職人の方が現場を知っているわけですから、彼らの声を集めて、それをうまく自分なりに咀嚼《そしゃく》して建築家や現場施工の上司に伝える必要があります。しかし、彼は職人さんとコミュニケーションが取れない、そしていじめられていると言いました。職人とはコミュニケーションを取るんじゃなくて、まずは何が起きているかを全部聞いてみた方がいいんじゃないかとか真剣にこちらが考えていると、なるほど、もうちょっとやってみますと言い出したので、あれ、死なないの？　と聞き返すと、もうちょっと死なないでやってみますと言ったので、二人で笑って、電話を切りました。今度は、仕事終わってからじゃなくて、現場で職人から文句言われた時に、その場で僕に電話してくれと伝えると、彼はもう一度笑いました。という感じです。これは論破というよりも、悩みを無視して、スライドして、すり替えて、騙して、むしろ本来の問題である彼の仕事での所作についての議論に持っていったという感じでしょうか。

一つ一つ環さんからの質問に答えていたら、原稿の量がすごくなりそうなので、今回はこの辺で終わりましょうか?
　ちょっと最後にささささっと、質問的なところに駆け足で答えておきます。

　僕は何も精神療法を勉強してません。一冊も読んでないと言った方がいいと思います。だからそもそも何も知りません。だからそのままだとうまくいかないはずですし、疲れてしまうと思いますが、今のところ、疲れは残ってません。もちろん、話をしたことによる体力の疲れはありますが、それはご褒美で近所のタイマッサージを受けてますので、それを受けられると思うと頑張れます。そして、自分が疲れたら、疲れたとはっきり言います。自己犠牲的ではまったくないと思います。何よりも話をしていて、楽しいと思うことの方が多いです。それは僕がもともと取材やフィールドワークをしていたという経験があるからでしょうか。人の話を聞いていることは聞いてますが、それはどちらかというとフィールドワークをしているということに近いのかもしれないとは時々思います。興味本位でやっているつもりもないのですが。僕は基本的に、悩みなんか鬱状態の混乱が巻き起こしているだけで、ほとんど全て解決可能だと思ってしまっているところもあると思います。一人で考えている限り、その誤った悩みからは逃げ出せません。だからツッコミが必要なんです。横から突然、別の話をする必要があると思って、僕はわざわざ怒られるのも多少承知しながら、まったく別の話をはじめます。最初は生まれてから一度でも楽しいと感じたことをリストアップしてくれと伝えます。なんでもいいんですが、死にたいときは退屈です。欲望も何もありません。

僕はまったく傷ついていないように見えます。なぜだかわかりません。一人自殺した人がいて、去年の元旦にその話を聞いたのですが、その亡くなった女性からは、ずっといのっちの電話をやってください、楽しかったです、と言われたので、僕はやっぱりやめずにやろうと決めました。歪んでいるのかもわかりませんが、周りの人からはそんなふうに言われたことはありません。

「だから僕は、現場主義を信用しません。自己流の「野生の治療者」はしばしば当事者にとっても有害な存在になりえます。そういう人にはしばしば、独特の「鈍感さ」の印象があります。荒砥石のような現場の力で、心のうぶ毛（中井久夫）がすり切れているとでもいいましょうか。恭平さんにはそれがない。もしそんなに鈍感だったら、ほかの創作活動が続くわけがない」

こう環さんはおっしゃいましたが、そう言われると、ドキッとします。もしかしたら僕は死にたい人にとって有害かもしれない。そう思う時もなくはありません。でも電話はつながらないのです。僕が辞めたら、他のところにつながることはかなり難しくなります。それなら、まだマシではないかとも思いますが、まだ自信はありません。かと言って、止めるのも簡単ですが、止めようとも思いません。ましてはこの行為でお金なんかもらおうとすら思いません。お金をもらわないと完全に決めることも僕の中では重要です。過ちを犯す人はお金をもらっていることが多いと僕が思っているからです。しかし、僕の突飛な議論の仕方は鈍感な証拠かもしれません。しかし、実際にそんなふうに言われたことはあんまりないです。訴えられたこともありません。ツイッターで文句を言われることもありますが、その人が生きていることが確認できて一応ほっとします。でも僕はインターネット上で死にたいという人に絡まないようにしてます。その人自身が何か罠に嵌《は》められるかもしれないと心配するからです。だからそう言った声は静かに聞いているつもりです。文句を言われたとしても、それよりも、生き延びた、死にたいとは思わなくなった、私は助かった、ありがたい、だからやめないでくださいと言われることが何倍も多くあります。それは僕としては続けてきて良かったなと嬉しくなる瞬間です。何人かの助けになっただけでもいいじゃないかと自分を慰めることもあります。でも文句を言われて、ムカついたりすることもありません。ムカつくことがないと断言するのは嘘かもしれません。ムカつくことはありますね、やっぱり。でも、傷ついたことはありません。でも、鈍感に無視しているつもりもありません。

ユングの言う「傷ついた癒し手（Wounded Healer）」なのかどうかは僕はよくわかりません。それは躁鬱病自体が、鬱の時と躁の時と感情記憶が繋がっていない解離の状態になっているからです。僕は自分が傷ついたからこの行為ができているとは思っていません。もちろん一つの要因ではあると思いますが、それとは違うと思います。記憶は体のどこかに残ってはいるとは思います。でも、死にたいと感じていることの経験を応用していることも確かです。元々、幼少の頃からお節介かもしれないが困っている友人を助ける人格が自分の中にいるのですが、その人格がいのっちの電話をやっているのではないかと僕は感じています。僕自身、解離が起きているのではないかと思ってます。実際に、解離性同一障害であると疑われる人たちとも僕はコンタクトをとってます。定期的に。今も、そのうちの一人から電話がかかってきました。彼は三人の人格があり、そのうちの二人の別人格と僕は一ヶ月ほどずっと連絡をとっているのですが、僕が描いた絵がなぜか彼らの記憶の風景とつながっていて、さらに、そのうちの一人の少し攻撃的だった人格の人には僕の小説『現実宿り』の四七章を朗読して読み聞かせたところ、彼が感じていること、彼の言葉がそのまま言語化されているとその人は言いました。僕は驚きましたが、この小説を書いている時、僕は誰の声かわからなかったのですが、ただ何も考えず、つまり、自分の頭の中にはっきりとその言葉があったので、迷わず書いていたのですが、それがその人の言葉だったとはどういうことなんだろうかと考えつつ、そうやってその人が自分の言葉と感じてくれて、とても嬉しかったです。書いて良かったと思います。僕はただいのっちの電話で死にたい人に死なない方法を伝えているわけではないんだと思います。この電話に出て、一緒に死なない方法を考える行為自体が、僕にとって、そしてその人にとっての創造行為になっている可能性も僕は否定できません。

僕は自分が苦しんだから、相手の気持ちがわかると思ってません。そうではなく、僕の相手、それは鬱状態の僕なのですが、その人が苦しんだところと共通するところを探し、そこだけは経験があるから担当できると思ってます。そして、さらに僕自身が完治した後も、死にたい人は、ある時期の鬱状態の僕のように繰り返し僕のところに電話をかけてきます。心の絆があるのでしょうか。否定はできませんが、肯定もできません。僕はどこかでとても境界をはっきりさせてます。僕のプライベートまで崩そうとは思いません。でも同時に、僕はプライベートな空間の中ですらいのっちの電話をうまく切り分けつつ実践できるように技術を高めてきたつもりでもあります。共感ではなく、自分が経験した部分だけをうまく見つけ出そうとしているに過ぎません。それは声だからできます。最近ではメールでもできます。解離している人たちとも声とメールだけではやりとりできるのですが、それと似たところがあるのでしょうか。僕は人に会うと、途端にやる気がなくなってしまいます。いのっちの電話の能力もうまく引き出すことができません。とは言いつつ、人前でいのっちの電話のようなものを公開して行った時はそれなりに効果があると思いました。

僕がいのっちの電話を受けるときに、大切にしている姿勢はこれでうまく説明ができたでしょうか？

もっとなんでも聞いてください。

僕も自分のことがよくわからないからです。聞かれたら、少しだけ僕はそれを知ることができます。

長くなってしまいましたが、このへんで。またお便り楽しみに待ってます。

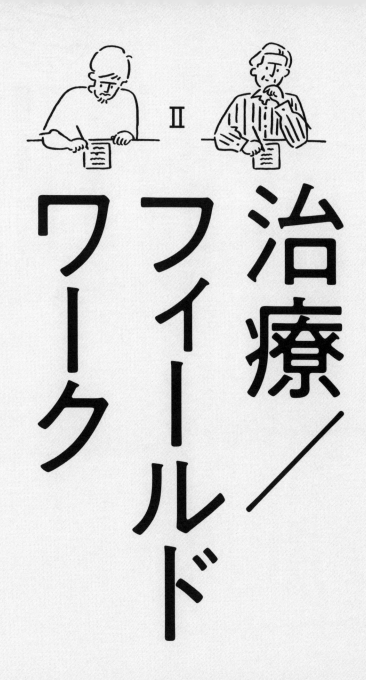

Ⅱ

治療／フィールドワーク

第三信　斎藤環⇩坂口恭平様

どのくらい「技法」として意識していますか？

2021年1月3日

あけましておめでとうございます。本年もよろしくお願いいたします。

第一信を出したら、その日のうちに返信があって驚きました。すぐお返事したかったのですが、怒濤の年末進行の濁流に巻き込まれてしまい、なんと年明けになってしまいました。恭平さんに聞きたいポイントを絞るのに時間がかかってしまった、ということもあります。そういうわけで今回は、ちょっと聞きたいことを絞り込んでいこうと思います。

まずは、「傾聴」について、もう少し掘り下げたい。日本のカウンセリングの歴史は、戦後になって紹介されたC・R・ロジャースの理論の導入からはじまったと言っても過言ではありません。その手法は来談者（クライエント）中心療法と呼ばれますが、要するにクライエントにあれこれ指図することは一切せずに、話を傾聴し、クライエントが自分で自分の問題に気づき、自発的な選択や決定をするのに任せるという非指示的なやり方です。精神科医や心理士の一部には、やたらと「クライエントの言動はなんでも受容すること」と強調する人がいますが、おそらくはこうした態度も、ロジャース理論の影響下――それも誤解によるもの――にあります。私自身は「何でも受容」という発想は一種の思考停止に思えるのですが、それはともかく。

恭平さんは、第二信で「悩みを全て聞いてしまうと、それはつまり解決がない、ああ、死んでもおかしくないということになるのではないかと思うようになりました。だから僕はすぐに話を折ってしまいます」と書いていました。つまり、うつ状態の時は認知や思考が歪んでいて、なおかつ反芻的な悪循環に陥っているから、そういう話を全部聞いてしまうと自分まで影響を受けてしまう、というふうにもとれます。前回話題になった「論破」というのは、そういうロジックを批判するというか、違う視点や考え方を提供することですよね。まあ「論破」という言葉に力点はなかったんでしょうが、ひたすら「寄り添って傾聴する」わけではない、と。僕にはそれが新鮮に感じられたのです。

僕の理解し得たところでは、恭平さんはそういうとき、話は全部聞こうとはしない。むしろ途中で遮って、思考の堂々巡りを止めようとする。そんなふうに思えます。恭平さんのテクニカルな部分は、まずはこの点にあるように思います。普通の治療者はこういう場合、間違った意見でもいったんはひたすら傾聴して、その後で違う見方を提案したりする。でも恭平さんは全部言わせないであえて話の腰を折る。この点がすごく面白い。

その核心に入る前に、僕は恭平さんの「受容」に対する考え方を知りたいんです。前回のお手紙で、受容にかかわるいくつもの重要な事実がわかりました。以下、箇条書きにしてみますね。

- 攻撃的な対応をしてくる人など、一〇年間で六六人をブロックした。
- 悪意を感じる相手など、苦手な人はいて、そういう人には苦手であることを伝えている。
- 電話が一〇〇件を超えると頭痛がしてくるので終わりにする
- 家族との食事や睡眠などは、電話よりも優先する（ことが多い）
- 疲れている時は、休養を優先する
- 「いまから死ぬ」という〝脅し〟には対応しない
- (奥さんから見て) 時々は強い言葉、厳しい言葉を言うこともある
- 「仕事で死ぬやつがあるか」と言って笑う

こうした「線引き」は素晴らしいと思います。さっきも言いましたが、僕は「なんでも受容」という考え方にすごく批判的です。なんでも受け入れるなんて、単なる自暴自棄とどう違うのか、と思います。もちろん受容が大切なことは当然ですが、こちらも人間である以上、受容の限界設定は必要です。そういう視点で自分の臨床を振り返ってみると、驚くほど恭平さんと一致するところが多い。

臨床家としての僕の第一原則は、「治療よりも自分の健康や生活を優先する」です。部分的にはボランティア的な活動もしてはいますが、治療である以上は応分の謝金はいただきますし、帰宅時間を何時間も遅らせてまでクライエントに対応することもしません。僕自身が疲弊しダウンしてしまったら、そちらの悪影響のほうがずっと大きいと考えるからです。恭平さんも基本的にはそういう発想ですよね。そこが信頼できる。自分の生活を犠牲にした奉仕的な支援活動は、「支援とはそうあるべき」というありがちな誤解を招きますし、後続者に対しても抑圧になりかねません。そういう人の活動美談まで否定するつもりはありませんが、美談とはそもそも例外的なものであって一般化できません。

恭平さんの活動には、そういう美談っぽいところが全然ない。そこに大きな可能性を感じます。いのっちの電話がお金を取らないことはボランティアにも自己犠牲的にもみえません。なぜなら恭平さんは、ずっと電話相談を「フィールドワーク」と言っている。つまり相談の経験を自分の糧としているわけですよね。だから、楽しんでやっているようにすらみえることもある。これは考えようによっては、お金以上の「見返り」があるからこそ一〇年間も続けてこられたのでしょう。

「〜してくれなければ死ぬ」という訴えを「脅迫」とみなすのも同感です。私はこう言われたら「〜はできないけれど死なないほうがいいですよ（にっこり）」と返して次の面接の予約を取ることにしていますから、基本的には同じ対応ですね。こういう言い方をする方は、もちろん脅迫の意図はないんですが、さまざまな背景から援助希求の言葉を攻撃的な言い方でしか「表出」できなくなってるんですよね。それが損であることをわかってもらい、なおかつ関係は切らない恭平さんの方針には全面的に賛成します。

恭平さんも触れていますが「依存」の問題もやっかいですね。「なんでも受容」の一つの弊害がこれです。電話相談で一番の懸念もそこで、どうしてもそういう人は出てきます。その意味で「傾聴しすぎない」というのは賢明だったのかもしれません。実はカウンセリングの「傾聴至上主義」（にみえる傾向）には僕も懐疑的です。そもそも完全にニュートラルな傾聴など不可能なわけで、指示や意見を言わなくても、相手の言葉の一部を繰り返したり、相づちの打ち方をちょっと変えたり、いろんな方法で誘導することが可能です（この手法を応用するのが「動機づけ面接」です）。

　もう一つの問題は、これも中井久夫氏が言っていることですが、傾聴ばかりされてきた患者は自己開示がどんどん上手に複雑になってしまい、他人の話は聞けない人になってしまうことがあると。正確な引用ではありませんが、そういう趣旨のことを書いていました。これも本当にその通りで、だから私は「傾聴」と同程度に「応答」も重視する対話実践（オープンダイアローグ）を選んだわけです。

　恭平さんの相談は聞きっぱなしにしないし、時にははっきりと指示もしますよね？　なんか宿題を出したりとか。あれ、実は結構、盲点でした。「指示的」というと命令やアドバイスを考えがちですが、そういう指示とも違う。恭平さんは、電話で相手の声を聞いていると、相手の強味や長所がわかってくるので、それを活かせるようなアイディアをどんどん提案してますよね。『自分の薬をつくる』の醍醐味もそこにあったと思います。

　治療者の指示やアドバイスって、すごく優しくてまっとうなんですよ。でも、正しすぎて、どこか息苦しい。恭平さんの「〜してみたら？」っていう提案は、すごく風通しが良い気がします。あれはたぶん、相手の趣味や個性に合わせたアドバイスだからなんでしょう。治療者のアドバイスって、クライエントの病気や欠点に向けた言葉であることが多いのとは対照的です。欠点に対する適切なアドバイスって、断りにくくて抑圧的なんですよ。どっかで聞いたような言葉でも「せっかく心配して言ってくれてるんだろうから断っちゃ悪い」みたいに考えてしまう。でも、健康な個性や長所に向けたアドバイスなら、見当外れなら気軽に断れるし、とにかく「ものはためし、やってみよう」という気になりやすい。

今回、僕がまとめてみたのは、恭平さんの相談スタイルにおける「技法的に見えるところ」です。そこで質問です。恭平さんはこういうスタイルをどのくらい「技法」として意識していますか？　最初からこういうスタイルで相談を受けていましたか？　それとも試行錯誤のなかで生み出されたものですか？　最後に、いま相談を依頼している何人かの方々とは面識もなく、アドバイスもしていないそうですが、恭平さんの特異な「技法」について、伝える必要は感じませんか？　必要がないとすれば、それはなぜでしょうか？

僕からの手紙はできるだけ五枚くらいに収めようと心掛けているんですが、つい書きすぎてしまいました。返信をお待ちしています。

第四信　坂口恭平⇩斎藤環様

苦しさや悩みには、一〇種類くらいのパターンしかありません

2021年1月4日

環さん、今年もよろしくお願いします。環さんからのお手紙が本当に読んでて楽しくて、こんな手紙なら毎日きて欲しいと思っちゃってます。でもゆっくりいきましょう。ゆっくり行動ができるようになってきたからこそ、躁鬱の波が安定してきてます。

昨年一二月はまるまる一ヶ月お休みを取りました。と言っても、パステルを描く仕事は継続しつつ、ネットと電話を全て休んでみたのです。一日に一〇〇件以上電話がかかってくるようになっていて、毎日体が凝るようになって、偏頭痛も増えてきたので、休んでみることにしました。パステルの作品がたくさん売れて、もうそんなにシャカリキになって働かなくてもいいかなと思ったからでもあります。休んでいる日も着信履歴だけは残るようにしていたのですが、一日六〇件くらいはかかってきてました。心配だな

あと思いつつ、ここはひとつ、きつい時は休む、という僕の姿勢を伝えるためにもいいきっかけだと思い、自信を持って休みました。休むのは大事だと体感しました。一〇年やっていて、うつ状態ではない時に電話を休んだのは今回が初めてです。うつ状態の時の休みは苦しいですから休みに入りませんからね。そういう意味では生まれて初めて休みを取ったみたいな感覚でもありました。

一二月に長年の疲れもあったのか、やっぱり鬱っぽくなったんですね。書斎に寝込むようになりました。何もうまく行かない気がして、妻にもう辛い、もう自分は終わりだ、みたいなことも言い始めました。さてさてやってきました、久しぶりの鬱っぽい感じです。僕の中での鬱とは、自宅書斎に布団を敷いて終日寝てて、一歩も外に出ない時の状態をそう呼んでます。でも今回はちょっと違ってました。症状としてはいつもの鬱と変わらないくらい、深い自己否定の波が襲ってきてました。

まず自動的に否定するモードに入ってます。妻が聞いても、明らかに事実とは違うことを言い始めているようです。しかし、僕にはそれがわかりません。いや、わかることはわかるのですが、それでも否定する体の奥底からの力がすごくて、止めることができないんですね。いのっちの電話にかけてくるどんな人よりもその時の否定の力は強いものがあります。何と言っても、多くのいのっちの電話にかけてくる人は、僕が笑いながら「それ、鬱の症状だよ、否定が止まらないのは。でも、あなたにはいいところが一つはあるでしょ」と伝えると、ちゃんと「そうですね」と答えてくれます。そうやって話を変えることができるのですが、僕は僕自身の話の腰を折ることができません。それくらい僕の鬱の時の症状はひどいものがあります。

それでも僕が書いた「躁鬱大学」というネット上の記事の「鬱の奥義」という項目を読んでみたんです。読んだというか、音声版があるので、聞いたのですが、すると、生まれて初めて自分の原稿を読んで自分自身に効果がありました。これまでは躁状態の時に書いた自分の原稿、鬱の時の坂口恭平へ、みたいな文章を読んでも、ふざけているだけで余計に辛くなってました。昨年から僕の精神状態が変化し、それが書くことの変化も起こしているのかもしれません。真面目に考えすぎ、今反省してもどうせ体調戻ったらすっかり全て忘れている、そもそもお前はどこの馬の骨かわからない人間なのに、自己否定して苦しむって、何調子に乗っているのか、もっとクオリティなんか気にせず質は問わずにとにかくやりたいように作品作ればいいじゃん、みたいな感じに思えて、少し体が楽になりました。そこで布団からは立ち上がりました。

躁状態の時は体のエンジンが回ってます。そのエンジンは前向きなエネルギーを激流の川のようにドバドバと流してます。だから、常に行動する、閃《ひらめ》く、新しいことを実行してしまうんですね。一方、鬱状態はその逆ですから、後ろ向きなエネルギーが果てしなく襲ってきます。ですが、エンジンの動きとしては躁状態と同じです。だから、ほっとくと、寝込んでしまう、否定的に考える、そして、死にたくなるわけです。ということで、そのエンジンの動きを緩めるために、まったく逆のことをしようと思いつきました。

寝てたかったので、起きてみました。きついですけど、起きました。そして、一切食欲がないのに、料理をしてチャーハンを食べました。息子が遊ぼうというので、遊べるわけないいんだよ父ちゃんは今は、と思いましたけど、遊びました。そして絵なんか何を描いたらいいのかわからなかったんですけど、写真を選んで、それをパステルで模写してみました。そして、また寝てたかったけど、畑に行ってみたんです。

すると、家の中で誰かに会うのも嫌でした。料理もやっぱりしんどいし、食べたくもありませんでした。子供たちともさすがに鬱の時遊ぶのは退屈を感じすぎて辛かったです。ですが、パステルを描くのは、楽しい、というか、苦しいんだけど、描いている間だけは夢中になってました。描きあげるとまた苦しくなったので、もう一枚描きました。結局三枚描きました。普段ではありえない集中力でした。そして、畑にも行けたんですね。畑で誰かに会うのはしんどいから避けたいけど、一人で入れるならば畑にも行けました。

僕は知らぬ間に、パステルと畑という鬱状態の時でも、実践できる行動を見つけていたようです。そして、だからこそ、昨年は一度も鬱にならなかったみたいです。というわけで、本当は心の底から寝てたかったんですけど（どうせ寝ても自己否定のパンチを浴びるだけで余計症状悪化させてしまうのは知っているんですけど）、パステル描いて畑に行ったら、結局は一度も寝込まず、三日で元気になりました。というわけで、僕の判断基準では寝込んでませんから、鬱にはならなかったというわけです。

さて、話は変わって環さんからの質問に答えていくことにします。

まずは「傾聴」についてですね。傾聴は僕の苦手な行為です。まず何よりも僕が楽しくない。僕は人の愚痴みたいなものを聞いていられないんですね。その人のペースに巻き込まれたらすぐに鬱になってしまいます。つまり退屈なんだと思います。まずそれが僕の前提としてはあります。話は全部聞きません。それは経験から得たというよりも、僕の体質的なところがまずあると思います。妻は逆でちゃんと僕の話を傾聴してくれます。しかし、妻は「それはあなたの話だから傾聴するのであって、他の知らない人の話なんか私は聞けない」と言います。僕は妻とは違って、妻の話も傾聴することができません。でも、妻のいいところを伸ばす話ならできます。そして、妻はいのっちの電話を絶対にしないということも興味深いです。どう考えても僕よりも妻の方が優しい言葉をかけてあげられるような気がするからです。でも妻は絶対にしない。僕は基本的に誰の話もうまく聞けません。でも、それも昔は悪いところだと思ってましたが、今は違います。僕は、その人をよくすることを考える、ということに関してはおそらく誰よりも頭が回るんだと思います。で、いのっちの電話ではその力を発揮しているのではないかと考えてます。

だからそもそも対話ではない可能性もあります。僕が知りたいのは、その人の辛かった話というよりも、その人の体質とか特性とか長所です。なぜなら、これまでいのっちの電話をずっと聞いてきましたが、苦しい人たちの悩みや嘆きには、実は個性がなく、一〇種類くらいのパターンしかありませんでした。もちろん、これは僕の経験で感じたことに過ぎないのですが。つまり、どんなにその人が自分だけの苦しみ、みたいなものを吐露したとしても、それは僕は「聞いたことがある」わけです。不思議なことに、同じ悩み、嘆き、苦しみの人は、同じ声色をしてました。だから、それ以上は聞かないと言っているつもりもなく、僕はその話は「知っている」つもりなんです。

そして、さらに不思議だったのは、苦しいと言っている時の声色は、悩みのパターンが似ていると、ほぼ同じなんですが、僕がすぐに話を変え、自己否定しまくっている相談者たちをかいくぐって、懐に入り込んで、何が好きなの、何が得意だったの？　小さい時にもうずっとこれをやれたらいいのにって思えたことはない？　なんてことを聞いて、それを答えてくれた時の声は、悩みの声とはまったく違っていました。悩み方はパターン化されてますが、喜びにはパターンはありませんでした。そして、その話をした瞬間、僕はじーっと聞くんです。たくさん質問して、どんどん聞き始めます。もう僕も楽しくなってきます。僕の知りたい欲望が発動してます。彼らは事細かく教えてくれます。そして、二人で時を忘れます。

そして、気付いた時に僕は質問するんです。

「今、死にたい？」

すると「あ、少し忘れてました」と照れ笑いするんですね。僕がパステルを描いた時の感覚です。おそらく電話を切ってしばらくすると、また忘れて悩み始めると思うんです。でもその時はすぐにまた電話してこの話をしようって伝えるんです。友達なんかいなくていい、仕事もできなくていい、お金もなくていい、でも楽しいことは忘れたら退屈だし、それをやったら楽しいし、それを継続したら、道になっていくねえと伝えます。道にするためには立体化が必要になります。それは相談者が行動したら、それを見てあげる人がいればいいんです。そうすると行動が立体的になってきます。作家と編集者、画家とギャラリスト、音楽家とプロデューサーみたいなものです。僕は文章を書いたら、橙書店の久子ちゃん、絵を描いたら、ギャラリストの旅人くん、歌を作ったら、僕の歌を唯一褒めてくれる音楽家の前野健太君に送ります。それと同じことを相談者にもさせるんです。そうすると、やらないわけにはいかなくなるし、やっている最中も虚しくなりません。首を吊る準備をして電話してきた高校生はその後一日一〇枚ずつ小説を書いて、僕にメールをしてきて、最終的には一〇〇〇枚の原稿を仕上げました。それを本にするとかそんな話ではなく、書くことが楽しくなったみたいで、一〇〇〇枚書き上げたあとは一ヶ月寝かせて推敲するんだよと教えたら、それを始めました。本にならなくても楽しかったし、生きれると思えたと感謝のメールがきました。

と、僕はこんな風にしてます。もちろん、全ての人が何か作れるわけはないのですが、それでも八割くらいの人にはこれが効きます。

「恭平さんの活動には、そういう美談っぽいところが全然ない。そこに大きな可能性を感じます。いのっちの電話がお金を取らないことはボランティアにも自己犠牲的にもみえません。なぜなら恭平さんは、ずっと電話相談を「フィールドワーク」と言っている。つまり相談の経験を自分の糧としているわけですよね。だから、楽しんでやっているようすらみえることもある。これは考えようによっては、お金以上の「見返り」があるからこそ一〇年間も続けてこられたのでしょう」

　これはまさにそうなんです。さっきみたいな話が頻繁に起きるので、僕はスター誕生の番組を見ているような気持ちですらあるのかもしれません。昔から素人が出てきて、才能を発揮するみたいなテレビ番組が大好きでした。たけしの元気が出るテレビとかが好物でした。そんな感覚もあるのかもしれません。だから悩みや嘆きを聞いても、何とも感じないんです。その人のその後の未来にしか興味がないのかもしれません。その人が何をして生きていくのかってことに注目してますし、そこしか見てないのかもしれません。それくらい、僕はその人の才能を見出すのが好きだし、見出している自分のことも好きなんだと思います。プロデューサーとしての喜びを味わっている感じもあります。いのっちの電話はそういう意味でまったくボランティアではありません。ボランティアにしているのは、文句を言われないためくらいなものです。この世はお金さえ取らなければ問題になることはない、と僕が感じているからでもあります。そして、見返りもたくさんあります。お金以外だけでなく、なぜかやっていて、お金に困ったこともないので、お金の見返りもあるってことなんだと思います。もちろん相談者さんからはお金をもらったことはありませんが。

今から死ぬ、という脅迫をしてくる人ですが、僕の頭の中では「脅迫をしてくる人は絶対に死なない」という定理があるようです。あんまり人には言えないのですが。そういう人は必ずまた連絡してきます。それも経験で感じたことです。僕はそう言われたら、時々、演技して怒ったりすることもあります。僕は素直には接してますが、全て自然な態度ではありません。演技も多用します。死んだお母さんに会いにいく、だから自殺するという女性には、地声ではなく囁き声を出して「お母さんよ」とお母さんの演技をしました。その子は「お母さんのところに行くね」と言うので「あなた馬鹿じゃないの、お母さんはずっと横にいるのに、何で気付いてくれないの？　お母さんのところってどこにいくつもり？　あなたが私の存在に気づけば済む話なのに」とささやきました。彼女は信じているのか信じていないのかわかりませんが、泣き出して、「ごめん、わかった。お母さん家に帰るね」と言いました。電話では顔が見えないためにこのような演技が可能になります。それがいいのか悪いのかはわかりませんが、僕は自死で死んだ家族のフリをすることが時々あります。それは憑依《ひょうい》というよりも、治療のための演劇だと思ってます。

「依存」に関しても「脅迫」と同じで、依存してくる人は絶対に死なないと僕は思ってます。そう考えると、脅迫、依存してくる人は、死なないのだから、いのっちの電話で担当する案件ではないとも言えます。僕の場合、依存してくるのはほぼ女性ですが、その女性たちはほとんど同じ声をしてます。だから一つの症状なんだろうなぁと考えてます。とにかく僕はさっと電話を切る、そうすると「死ぬね」と脅迫してきますので、依存と脅迫は近い関係ですね。また生きてたら、絶対電話してよ、僕は出るからと伝えます。でもついでに「あのね、あなたは人との付き合い方が、そうやって、困らせてどうにか引っ張るみたいな方法だから、それだとはじめはセックスとかすれば、ついてくるかもしれないけど、セックスが飽きた瞬間に捨てられるか、暴力受けるかするから、ほんと気をつけようね。僕は電話だから、触れられないから、そういう変な関係になることはないから、僕と話して、人付き合いの練習した方がいいかも。あ、あと、出会ったその日にセックスしないように。それだけでもやめたら、男選び間違わないようになるはずなんだけどなぁ」とか伝えます。友達がいなくなる行動をしていることを伝え、でも、僕との電話は途切れないことも伝え「一人で楽しむことができる練習」をやっていこうと、やっぱりここでも「その人が一人で実践する行動、創造行為」を見つけ出します、僕の場合は。意外とそういう相談者たちは素直なので、うまくいきます。思ったことをそのままズバズバ言った方がいい事例な気がします。根が深い相談者たちからは怒られることが多い事例でもあります。でもこの前は怒ってごめん、と素直になっていく事例も何度も見てます。

環さんの最後の質問、技法的に見えるところ、についてですが、僕は書いてきたように、全て「技術」だと完全に自覚して行動しているつもりです。直感的なところは実はほとんどありません。もちろん即興的にやってはいるのですが、ギター奏者が即興を弾くのに似ていると思います。当てずっぽうでやっているのではありません。苦しさというものには、とにかくパターンがあるからです。それは初めから薄々感じてはいましたが、なぜなら、みんな僕と同じことを嘆いていたからです。でも、それは経験と共に技術が向上したのも当然あると思います。だから最初から同じような方法、つまり技術としてやっていたが、はじめは下手くそだったけど、今ではそれなりに即興演奏ができるようになってきた、という感じです。試行錯誤というほど迷ってはきませんでした。むしろ、好きなギターだから、毎日練習したいと思うように、いのっちの電話を受けてきました。僕がツイートを一日原稿用紙に換算すると五〇枚くらい書いちゃうのも、練習ですが、同時にこれはいのっちの電話を受ける中で得たインスピレーションから湧き上がってきてます。何よりも僕にとっていのっちの電話は慈善活動なのではなく、それ自体が創造行為だと捉えてます。古代ギリシアでは弁論や自己への配慮などが一つの技術として確立しているのを知って、近代以前、それこそ古代には当然の技術だったのではないかと、フーコーの後期講義を読みながら、納得したところです。いのっちの電話相談員にもその技術を伝えたらいいと思いましたが、まずは、その人がいのっちの電話に適しているかを見極める必要があります。そのためには、まず何よりもその人の素直な態度で、やれるだけやってみるしかない、僕自身が人から注意とか、こうしたらいいよとか指図を受けるのが苦手なので、いのっちの電話相談員にも好きにやって、でも好きじゃない時はやめて、イライラしたらやめて、と伝えました。僕が彼らを選ぶに当たって確認したのは声です。音楽的に見ているのかもしれません。それこそ声の即興演奏なので、いい声じゃないとうまくいきません。その声的には全員合格だったので、ある程度はできるだろうと感じました。そして、全員、最高の動きをしてくれました。しかし、全員に僕が指示するのが面倒くさくなってしまって、相談員制度は一度やめて、僕一人に戻りました。そんなことで嫌になるのは僕自身が嫌なので、とにかく面倒なことはしないのが、僕の健康です。

というわけで、結論が、いのっちの電話は、完全に僕の技術だけを頼りにして実践してます。なので、環さんからの質問には全て、事細かにお答えできると確信しております。その技術がすごいというのではありません。僕も即興演奏者としてはまだまだなのですが、こんなことをやっている人がいない、というだけです。僕よりもすごい技術を持っている人間はたくさんいると思います。そして、これからの世の中にはそういう人間が必要だし、そういう人間がこの技術でもって自信を持って生きていけるようになったらいいなと思います。だからこそ、僕は常に経済も同時に意識しているつもりです。つまり、いのっちの電話をしながら、なぜかカツカツじゃない、豊かさを伝えるのも仕事の一つだと思ってます。そして、僕自身、いのっちの電話によって、何かがとても豊かになっていっているのを感じます。だからやめたくないし、もっと技術を磨きたいと感じられるんだと思います。じゃあ、どうやって、人に伝えていくのか。どうやら僕は人に教えたりするのはめんどくさいのかもしれません。だからこそ、この往復書簡はとてもありがたいです。誰かが読んで、自分もやってみようと思う人が増えたらいいなと思います。

いつも楽しいお手紙ありがとうございます。

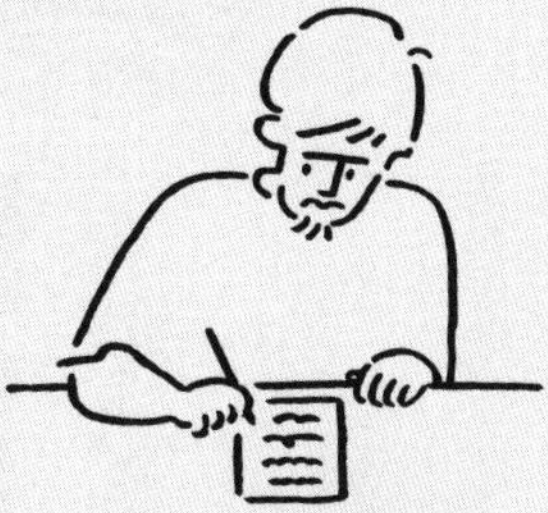

Ⅲ

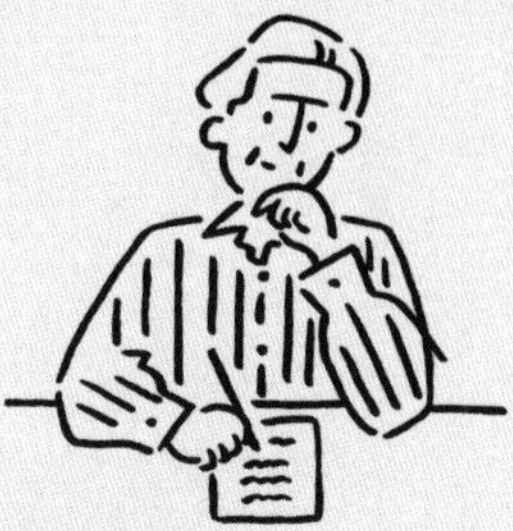

脆弱さ／柔らかさ

第五信 **斎藤環⇩坂口恭平様**

「活動処方療法」の効果を共同で研究してみたい

２０２１年１月25日

活動を処方する？

今回もほとんど即レスで膨大な返信、ありがとうございます。内容的にも興味深い論点が沢山あって、ひとつひとつ広げたいのは山々ですが、焦らずに、少しずつ進めていきたいと思います。

まず一点目。今回の一過性の〝失調〟について。恭平さん基準では「うつの再発」ではない、ということでしたけど、精神科医としてはかなりハラハラしました。ああやっぱり、と失礼ながら思ってしまいました。去年の恭平さんの活躍ぶりは、一般の精神科医基準からみると軽躁状態とも言えるわけで、ついにそのツケを払う時が来たのか、と。

そうしたら、なんと三日間で回復したと。それもパステル画と畑仕事を無理やりこなすことで抜けられたと。これはけっこう、凄いことです。恭平さんが凄いというのもありますけど、「それで抜け出せた」という事実がさらにすごい。

だって精神科医のほとんどは「うつはエネルギーの枯渇」、と考えているんですよ？　日本のうつ病治療ガイドラインにも患者には「『心のエネルギー』が枯渇していて、頑張りも限界に達しつつある」のだから、「『心の休息』を図り、『枯渇してしまった心のエネルギー』を貯めるために、入院されては如何でしょうか」と勧めなさい、とある。これが精神科医のスタンダードな発想です。もちろん神田橋條治《かんだばしじょうじ》先生だって、例外ではありません。

でも当事者としての恭平さんは、うつを「後ろ向きなエネルギーが果てしなく襲って」くる状態、と見ていますよね。「エンジンの動きとしては躁状態と同じ」と。これは結構、目から鱗でした。恭平さんがそうなったように、うつの人の自己否定のエネルギーは半端じゃありません。本当に「枯渇」だったらそうはならないだろう、と僕自身、ずっと疑問を感じていました。でも恭平さんは、うつの最中でも文章を書けることを発見しました。これは、精神医学からは絶対に出てこない発想です。絶対に、です。だって精神医学的には、うつは「何も出来なくなる病気」なんですから。ひたすら休養して、薬を飲み続けるしかない。

でも恭平さんは、後ろ向きなエネルギーに負けそうになっている状態、と考えて、そのエネルギーを「活動」に向けようとしたわけですよね。この発想の転換はすごい。臨床的にも使える可能性があります。うつ病、うつ状態のすべての人、とは言いませんが、一部の人にはこうした「活動の処方」が有効である可能性が確かにありそうです。うつ状態でもできる活動を見つけ、そこに集中すると、うつからの回復が起こる。僕はこれで救われるうつの人が確実にいると思うし、なんなら恭平さんと共同で、この「活動処方療法」の効果を研究してみたいくらいです。

急いで言い添えておけば、もちろん「活動」は万人向けのやり方ではないし、やってみてもうまくいかなければ、もちろん休養優先でも良いと思います。

服薬中の人は、急に薬をやめたりしないで、ひとまずは薬を飲みながらできる活動を見つければいい。でも、やってみる価値はある。

ここで、ちょっと面白いことに気付きました。僕はハンナ・アーレントの言う「労働」「仕事」「活動」の区別をよく引用するんですが、これは他者との協働性やコミュニケーションを基本とする「活動」の価値を語るため、と思っていました。ざっくり言えば、「労働」は人が生きて行くために必要なもの、「仕事」は非自然的な人工物を作り出すこと、そして「活動」は、多数の人との間でなされる活動を指します。僕が推している「オープンダイアローグ」などはまさに活動と言えるでしょうが、では恭平さんの行動はどうだったか。

これがみごとに「活動」じゃないんですねえ。だって、パステルと畑仕事ですから。典型的な「仕事」です。でも、これはある意味当然で、人と会うことすら辛いうつ病の人に、やっぱり「活動」は酷ですよ。仕事って、一人でやれる「自然に逆らう行為」ですから、極論すればスマホでソシャゲをやってても仕事です。歯を磨いたりお風呂に入ったりするのも仕事です。編み物をしたりプラモデルを作ったりするのも仕事です。ただ「仕事」って表現しちゃうと、患者を追いつめてしまいかねませんから、伝える時は「活動」って言いますけどね。そういえば最近読んだ石田月美さんの『ウツ婚!!』（晶文社）という面白い本でも、うつ状態でもできる活動として、「シャワー」「食べる」「動く」などを推奨していました。うつには仕事、けっこう使えそうです。

責任と回復

次に考えたことは、「責任」について、です。

恭平さんが先月そうだったという、一日一〇〇件もの相談電話がかかってくる生活、ちょっと想像を絶しています。僕は恭平さんと同じか、それ以上にパーソナルスペースが広い人間なので、一定以上の密度で人間と接することが耐えられない。勤務先のつくばや自宅のある水戸は、その意味ではとっても過ごしやすいんですね。人間の数より植物の数のほうがずっと多い環境は落ちつきます。別に「人間嫌い」ってわけじゃないですよ。人間は好きですが、間合いを取りたいのと、できれば遠巻きにして観察したい。そういう距離感です。

「責任」というのは、相談を受ける側の責任のことです。ちょっとまた常識的な視点に立ってみましょう。恭平さんがくたびれて休養を取った。それはもちろんいいのですが、休養期間中の相談はどうなるのか。引き継ぐ人は居るのか。この間に自殺した人がいたら責任が取れるのか。そういう意地悪な批判がありうるかもしれません。もちろん精神科医も休養は取りますが、休んでいる間はほかの医師が患者を引き継ぐわけです。そうやって緊急時に備える。でも恭平さんは、いったんは電話相談担当者を増やしたけれども、今はまた一人でやっている。ということは、相談したいと思っている人も、一ヶ月は待たないといけない。

僕がよく引用するエピソードに、ある有名な児童精神科医が、弟子の医師が自分の都合で診療の予約を一週間先延ばしにした時に「子供にとっての一週間は永遠に近い」と叱りつけた、という話があります。恭平さんに相談する人は大人がほとんどでしょうが、苦痛の中にある人は「待つ」ことが苦手です。そういう人たちを一ヶ月も待たせて良いのでしょうか。

結論から言えば、私は「それでもいい」と考えています。今回の休養期間中に自殺してしまった人はいなかったのですよね？　一日一〇〇人もの相談を受けていながら、それをやめても自殺者がいなかった（警察から恭平さんの携帯に相談者の履歴を辿った照会がなかった）ことは、かなり凄いことだと思います。

何かの支援組織を作る人が良く口にするのは「自分が居なくても回るシステムを作りたい」という言葉です。それが間違いというわけじゃないし、僕もひきこもり支援については、そんな組織を夢想したこともあります。でも、「いのっちの電話」に関しては、完全に恭平さんという存在ありきの相談窓口でしょう。もし恭平さんが方針転換して、複数名のスタッフを雇用して研修を受けさせ電話相談システムを構築したい、となったら、それが役に立たないとは言いませんが、ずいぶん性格は変わってしまうでしょう。

医療というのは専門的な制度でありシステムですから「システムとしての責任」が生じます。だから医師が無断欠勤したり、患者のニーズにきちんと対応しなかったりすれば、批判されるのは当然です。でも「いのっちの電話」は、完全に恭平さんの存在ありきの窓口で個人事業です。その素晴らしさも限界も、個人の力でやっていることに起因します。

だから恭平さんが、時に気まぐれにも見えるいい加減さで相談を受ける姿勢は完全に正しい。明文化された契約よりも「僕の体調いかんだから大目にみて」という姿勢のほうが優れていると思います。これは前回話題になった「依存」予防としてもいいですね。相手の時間と空間を占有しようとするのが依存ですから、それが最初から無理な相手には依存しようがありません。

ここで一点、補足しておけば、前回のお手紙にあった「脅迫する人は死なない」「依存する人は死なない」は、おおむね同感はできるんですが、これは思うだけにして言わないほうが良いでしょうね。ある高名な精神科医が患者さんに「死ぬ死ぬ言う人は死なない」とうっかり言ってしまったら自殺されてしまい、後日「ほら死んだでしょう」という手紙が届いた、という後味の悪い話を聞いたことがあります。「あなたは死なない」という言葉で見捨てられた、と感ずる人がいるようなんですね。

ともあれ、恭平さんの責任の範囲は「個人として受けられる相談はいったんすべて受ける」「自分の体調が悪くならない限りは相談を継続する」「一回の相談には限りはあるが、相談の期間には制限を設けない」というあたりになるでしょうか。二四時間三六五日稼働する支援システムに比べて、なんと脆弱で頼りない窓口でしょう。

でも、ここに一つの逆説があると思うのです。「いのっちの電話」は、それが個人事業であるがゆえの脆弱さこそが信頼されているのではないか。支援において重要なのは、絶対的に信頼できる強靭なシステムではなく、人間的な脆弱性をそなえ、時に不安定になったりする支援スタイルのほうではないか。最近僕は、そう考えはじめています。

昨年読んだ宮坂道夫さんの『対話と承認のケア』（医学書院）という本に、こんなことが書かれていました。「私たちは〈いずれ死んでしまう存在〉どうしであるがゆえに、適切な聞き手になれる」と。はっきりした根拠なしに唐突に書かれているこのくだりに、僕はすごく納得がいったんです。ナラティブ・アプローチやケアの前提に、こうした「弱さの共有」がある、ということ。恭平さんが時折かいま見せる「弱さ」には、そういう意味があるように感じます。もちろんこの発想は、まだ一般化することはできません。ただ、弱さや人間的限界は、支援においてはポジティブな意味を持ちうるのではないか、という発想は大切にしたいと思うんです。

単純な不幸、多様な幸福

恭平さんの前便にあった、死にたい人の悩みはみんな似ていて一〇パターンくらいしかない、得意な分野はそれぞれ多様なのに、という指摘は、確かにその通りですね。

トルストイの有名な言葉に「幸福な家庭はすべてよく似たものであるが、不幸な家庭は皆それぞれに不幸である」(『アンナ・カレーニナ』冒頭)がありますよね。でも現代はおそらく、この言葉が共感を呼ぶ時代ではもはやない。格差社会ではこの関係が逆転して、不幸はより単調に、幸福はより多様になっているように感じます。たとえば自殺の要因にしても大雑把に分類すれば、貧困、心身の病気、仕事、学校、家族、孤立、人間関係(男女関係含む)、喪失体験、差別、そして「自分が嫌い」。確かに、だいたい一〇個くらいですね。

これに比べて幸福の条件は、前記を反転させた物、つまり経済的安定、健康、良い家族関係、良き仲間、自分を好きでいられること、などもあるでしょうけれど、それだけではない。なぜならここに「活動の幸福」が加わるからです。恭平さんで言えばパステル画、畑仕事、音楽、料理、編み物、などなどでしょうか。僕の考えでは、幸福の多様性とはこの活動の多様性にほかなりません。逆に言えば「活動」の不幸なありかたには「活動しない・できないこと」しかない。いやいや強いられる活動は「労働」になっちゃいますからね。

これは健康についても言えて、かつては「狂気」の世界は多様かつ豊穣と思われがちでしたが、実はこれってロマンチックな「狂気のステレオタイプ」でしかないんです。

幻聴や妄想ってかなりパターンが限られているけれど、健康な空想や想像はずっと自由で多様です。病跡学は天才の狂気を研究しますけど、本当に病んでいる最中は創造どころじゃないことがわかっている。発症の直前か、回復した後にこそ、素晴らしい作品が作られる。ムンクなんか典型ですよね。

「声」についての感想も、まったく同感。病の声はモノトーンで人の心に響きにくいんですが、健康な欲望の声は抑揚が自然で深みがあり、説得力があります。これは一人の個人の中でも変動します。だから傾聴はしないけれど、「声」に照準して得意分野を聞き出していくっていう姿勢には膝を打ちました。いまの精神療法界隈では、「傾聴」が当然のように前提になってますから、話の腰を折るなんて発想は出てこない。ラカンの短時間セッションとかは近いかもしれませんが、目指す方向性はかなり違いますね。

得意分野に照準するという考え方は、これも最近注目されている「ストレングス・モデル」に近い発想です。患者の抱える問題ではなく、強味を見つけて伸ばすという考え方ですね。ただストレングス・モデルは、ちょっと「ケア」に照準しすぎというか、「社会的な強味」に偏っている印象がある。治療者がクライエントの強味に気付かせてあげるという非対称的な関係性も少し気になります。恭平さんの方法論のポイントは、例えば話の腰を折るタイミングとか、強味について語らせる乗せ方にあるような気がしていて、これはストレングス・モデルにはあまりない発想ですね。あと、その人に何をしてもらうかを決めるやりかたは、これも最近熊谷晋一郎さんが提唱している、当事者との「共同創造」に近いような気もします。一緒に創り出している、という。

そこで質問なんですが、恭平さんは、相手の長所を見つけたり、何かしてもらうことを決める時に、どんなことに気をつけていますか？　得意なことや好きなことを尋ねても、「そんなもの一つもないよ」と、とりつく島もない人もいると思うんですが、何かコツがあるんでしょうか？　ぜひ知りたいです。教えてください。

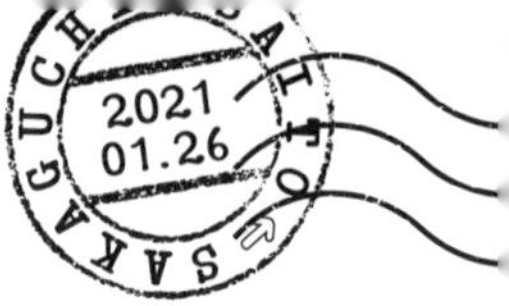

第六信　坂口恭平⇩斎藤環様

今までの人生の中で一番マシだったことを聞いてみます

2021年1月26日

返信ありがとうございました。僕としてもいろいろと気づくことがあり、とてもこの往復書簡は興味深いです。

今回も翌日にまたお返事書いてみます。僕は、瞬発的に動くことだけができるようで、あとでじっくり考えて書く、みたいなことが苦手です。なので、すぐに返事を書くだけですので、環さんは環さんのペースでゆっくり書いてください。

年末、三日間だけ鬱っぽくなり、その後、抜け出せたと書きましたが、その後一月に入ってからも一週間くらいは調子は悪かったです。ところが、寝込んではないです。でもきつい。全てが悪い方向に向かっている、自分には自信がない、何もできなくなる。そんなふうに感じていました。本当は寝込んでいたい。でも寝込めば寝込むほど調子が悪くなってくるんです。一日寝てて、翌日具合がよくなった試しがないです。というわけで、その一週間もずっと絵を描いてました。畑も。絵はいつもよりも描いていたくらいです。描いている間は、出来上がった作品を見ても、これではだめだ、としか考えられません。というわけで、なぜか僕の場合は、鬱の時の方がより負荷をかけているところがあると思います。今回は、いつもの一〇倍くらい大きな絵を描きました。そうすると、少しだけ充実するようです。充実すると、少しだけ楽になります。さらに、絵のタッチ、そして絵の題材に変化をつけました。このようにいつもと違うこと、さらにいつもより充実すること、をやっていくと体が満足してくれるようで、それで楽になります。

日中に寝てて体調が良くなったことがありません。どうせ寝込んでいても、熟睡することはできず、じっくり自分を否定する時間ができてしまうということになってしまうからです。なので、僕の場合は、日中はしっかり作業をする。そのかわりいつもは夜九時に寝ているところを、午後五時とか午後六時とかに変更します。夜寝る時間を早める、というやり方の方が合っているみたいです。

鬱はエネルギーの枯渇ではないと僕は思ってます。馬鹿みたいにこれからどうするかとか考えてますから。それこそ起きている間はずっと休まずです。いのっちの電話をしていても、みんなそんなふうに感じます。今回の鬱の原因は、エネルギーが停滞しはじめていたところに、年末からの急激な寒さが襲ってきたことなのかなあと自己分析してます。今は冬の体に衣替えできたようで、体は楽です。

　確かに昨年は九月くらいからは軽躁というよりも完全な躁状態だったのかもしれません。それでも今は、誰かを巻き込んで企画する、お金を浪費するみたいなことは、しなくなっているので、僕の躁行動は例年に比べ、巧妙になってきてます。自分でも躁状態であるということに気付けないことも多いです。今回の場合では、まず夜九時には寝てます。躁状態では夜九時には眠れないことになってますから、九時に寝るだけで自分を騙せちゃうんです。もちろん周りを説得する材料にもなります。あと基本的には、一人で過ごしてました。夜遅く飲みに行くなどもしてません。だから、形としては躁状態ではないという状況を作り出していたようです。しかし、実際は躁状態でした。でもコントロール下にあると自分では認識していたんですね。

　しかし、躁状態の時は、創造的というよりも、やはり行動的で、新しい創造というよりも、新しい行動なんですよね。だからとにかく行動をするんです。だからこそ、躁状態の時に人を巻き込んで新しく企画することを、自分で禁止していたわけですけど、今回は巧妙で、全て、一応、自分一人でできることしかやってないんですね。それが一日一〇〇件を超すいのっちの電話（途中で協力者を募集しましたが、やはり、一人行動に絞った方がいいと判断し、中止したわけです）、さらに一日三〇枚以上の原稿執筆、そしてパステル画の販売、さらにネット上にテキストを発表し、さらに自費出版で本を販売しました。躁状態の時は、創造というよりも、お金に関して行動的になります。それでも今はコントロールができるようにはなってきているのかもしれませんが、無い金は使わないようになってます。その代わり、無茶苦茶稼いで、そこで余剰となったお金はバンバン使ってもいい、というふうにはしてます。もちろん、この力のおかげで、食べていけているわけでもあるんだと思います。しかし、やりすぎるんですよね。今回はやりすぎたと思います。でも人は巻き込まなかった。全部自分のところでやって、一人でやって（とは言いつつ、ネット上では多少巻き込むのですが……）という方法論はうまく機能したのかもしれません。それでも巧妙になってきている僕は、自分をだまし、より人々に伝わるように行動的になっていくのですが……。

というわけで、今回は誰にも迷惑はかけていなかったようです。問題は起きてません。お金の問題は、株式会社を作っていて税理士の方と話し合いつつ進めているので、ここも問題は起きませんでした。いのっちの電話にかけてきた人にも総額五〇万円近く支払ったわけですが、これも経費として計上できる方法を考えて実行したわけです。お金が増えた分、これくらいなら経費として使ってもいいと言われた金額をいのっちの電話基金として、躁状態の心地よい気分のまま躊躇なく使ったというわけです。

ところが、創造的ではなかったんですね。新しい行動をしてはいますが、原稿もパステル画も自分が想像できる範囲を超えてはいませんでした。どちらかというと、それまで得てきたアイデアを使って、躁状態になって行動的になっている。だからやっている内容は面白くないなと思っていたんです。それを売り出す行動自体はそれなりに面白いなと思ったわけですが。僕の場合はこのように内容が停滞してくると、鬱の兆候が現れるようです。だから、避けることはできないんだと思います。でも今回は一人で実践するという保護機能をつけていたので、傷は一つもありませんでした。ただ自分を否定しただけです。このままじゃつまらないと自分にダメ出しをしたわけです。もうネットで騒ぐのもやめた方がいい。ネットでお金を稼ぐこともつまらない。毎日、人々にツイートするのもつまらない。周りからチヤホヤされる前にしっかりと自分で批判がはじまります。それが僕にとっては鬱状態なのかもしれません。つまり変わる時なんでしょう。真っ最中は今回も死にたいほど辛かったのですが……。創作活動は一日も休んでいません。でもやるだけやると鬱なりに満足してくれるようで、午後六時に布団に入る、ということもすんなりと受け入れてくれました。

だから僕としては、鬱とは「心のエネルギーの枯渇」ではなく、エネルギーの使いどころを間違いはじめた時に作動するアラームのようなものとして考えてます。おいおい、そっちにいくなよ、と。エネルギーは、ちゃんと孤独になって創造することに使いましょう、と鬱は僕に諭してきます。かなり語気強めなので、厳しいです。鬱のおかげで、創造が手慣れていくことを防止しているのかもしれません。躁状態の時はとにかく手癖でグイグイ押していきます。でもそれだとダメなんだと思います。だから鬱も必要なんだと。鬱の間も、絵を描いてはいつも絵を見てくれている友人たちに送っていましたが、彼らは僕のことを鬱とは思っていませんでした。もう鬱って言葉を使うのもやめたほうがいいんじゃないとも言われました。それくらい、絵が変化していたようです。途中からは自分もその変化にようやく気づくことができ、その時には体が楽になってました。体に新しい何かがインストールされていくための必要な時間なのかもしれません。

環さんは活動処方療法とおっしゃいましたが、だからこそその活動は、ただの行動ではダメなのです。行動療法じゃちっともうまくいきません。つまり、自分の一番先端にあるものとしての活動でないと意味がないと思ってます。なんでもやればいい、ただ手を動かせばいい、というわけではないような気がします。その人が一番関心があること、自分が見つけ出したい道の手掛かりになりそうなこと、それだけが次の光を見せてくれるのではないか。僕は自分についてはそう思ってますし、それは何も僕が美術や文学などをやっているから、というわけではなく、誰にとってもそうなのではないかと考えて、いのっちの電話をやっているところがあります。

休養ももちろん必要です。でも鬱になるような人は、一日中休養したら、多分鬱は悪化すると思います。だから一日中休むのではなく、午前中は一番先端のことをやる。でも無茶苦茶早めに切り上げて、早めに寝る。つまり、一日のうちに、充実の時間、そして休養の時間、どちらも入れてあげると、心地よくなると思います。間違いなく僕はそうです。

環さんがおっしゃっていた、アーレントの「活動」つまり、他者との協調ですが、僕は確かに「活動」とは言えないかもしれません。しかし、実は僕は一人ではありません。今回のことで言えば、絵は毎日、五人の人にメールで送って感想をもらっていました。美術の方面の僕の友人たちです。畑は農園主のヒダカという方だけには会って話すことができてました。労働と仕事と活動、それをどういうふうにわけて考えるのかは僕としてもまとまってませんが、それらが一体になった時に、僕は「健康」です。それがいつも治るヒントになります。そうやってわけて考えることがなくなる瞬間があるんです。それを僕は健康という創造的な瞬間だと感じているようです。

僕の場合は、仕事だけをしてもうまくいきません。つまり、一人でいるだけだとうまくいかないのです。仕事をしたら、それを伝える必要があります。創造をもとにして他者と交わる必要があるようです。実はそれは多くの人々は必要ありません。理解者が一人だけでもいればそれで十分なのです。でも躁状態の僕は、それを広範囲に伝えようと行動するのですが……。うつ状態の数人の強い理解者、そして躁状態の時の多数の人々、どちらも僕にとっては必要なのでしょう。躁状態になると、近くの理解者の意見を耳に入れなくなってしまいます。それも最近では少しずつ耳に入るようになってきているのですが、つまり、他者との関係も躁と鬱とでは分裂しちゃいます。そこをうまく融合させると楽になるようです。

いのっちの電話では、僕がその理解者の一人になればいいなと思ってやってます。しかし、一人だけではうまくいかない、というのが僕の実感です。美術方面に一人、そして文学方面に一人、そして畑方面に一人、と一人だけでいいのですが、それが複数化してくると、僕がいうところの健康創造状態に入ります。神田橋先生がいうところの「生活の幅を広げましょう」という感じでしょうか。だからこそ、僕はいのっちの電話を通じて、その人のいいところをとにかく見つけ出し、それを口にしてもらい、その理解者の一人になろうと努めてます。

ちょっと話を止めまして、環さんの責任の話に移りましょう。

僕はいのっちの電話を一ヶ月完全に休みました。これに責任があるのかどうか。これは僕としてもなんとも言えませんが、一〇年やってきてこんなこと一回もしてないから、まあいいのではないかとくらいにしか考えてません。周りの友人たちは休むのは当然だと言ってくれてましたが。じゃあ僕が休んでいる間は僕の代わりに誰かにやって貰えばいいのか、それも考えはしましたが、どうも違和感があるので、やめときました。とにかく僕はいのっちの電話を、一人で、やるのが合っているんでしょう。これも人を巻き込むと、躁状態が発動するので、止めているわけですが、同時に、そのこと自体が僕を助けているような気もします。僕にとって、突然やる気がなくなる、のは、気まぐれではないのかもしれないと思ってます。鬱状態に入るのは、大事な創造の変化のサインなので、今のところは、僕が感じるままにやったり休んだりするのでいいのではないかと思ってます。今のところ問題は発生していないような気がします。と言いつつも、現在、電話にすぐ出れる支援サービス自体がないようにも感じるので、僕の方がましなんじゃないかと思うことも多々あります。脆弱ですが、僕としては柔らかいという感覚です。他の支援サービスに必要なのは、柔らかさなのではないか。その柔らかさを働かせるためにはどうしても創造が必要になってくるのではないかと考えてます。創造というのは啖呵を切る、芸術活動というわけではなく、その人なりの音色のようなものです。だから僕としては、集団を作っていのっちの電話を大きくするというよりも、僕の独自性をできるだけ一人で展開させて、それ自体が他の個人が支援サービスをするきっかけになったらいいなという感じです。もちろん、どんなに個人でやっていても、サービスをする時は責任は伴うんだと思います。責任というのか、覚悟というのか。でもそれは文章を書いていてもそうですし、創造行為をする時は常につきまとってくる問題であり、それと同じ感覚で、いのっちの電話を受けて亡くなった方がいた場合などは考えてます。

どうやっていのっちの電話の相手の長所を見つけているかという最後の質問ですが、一体、僕はどうやっているんでしょうか。自分でもなかなかよくわかっていません。みんな「自分には何にもない」と言います。でも、それでも何にもないわけがないことを僕は知ってます。なぜなら僕もまた自分には何もない、と言うからです。そして、その時は本当に何にもない、何にもできないと感じてます。嘘ではないし、謙遜でもないです。だから、みんなが何にもないと言うことも理解できます。僕もそうだからと伝えます。良いところがあるようには見えない。しかも、鬱の時は貧困妄想も強くなっているので、お金にならないことは全てダメということになってます。自分に得意なこと、自分がやりたいこと、などと考えてもうまくいきません。将来の夢みたいな方向ではうまくいきません。それを使って、将来お金が稼げるようになるみたいなことも僕はほとんど話しません。むしろお金になんかならなくていいと伝えてます。そうじゃなくて仕事になってもならなくてもお金になってもならなくてもどっちにしても、ずっとやり続けたいと思えることを探した方が、楽です。周りの環境によって、状況が変わるのは健康創造に向いてません。どんな状況だろうが、変わらず継続できること。それを見つけようと試みている気がします。

たった今、着信があったので、折り返したところ、主婦の方で、泣いてました。僕は何も聞きませんでした。ただ相談することができずに、一人でこんがらがっているような気もしました。そういう方は、ただ相談することができずに、一人でこんがらがっていることが多いなという印象です。というわけで、僕はその人に、もうちょっと気軽に、ちょっときついなぁくらいで誰かに相談できたらいいけど、誰もいないのなら、自殺をする直前というところまで我慢せずに、もうちょっとさらっと僕に電話してみてはいかがでしょうかと伝えました。何かに悩んでいるというよりも、悩むのが下手な感じがしたわけです。というか、いのっちの電話に電話をかけてくる人の多くは、つまり、死にたいと感じてしまう人の多くはそうなのだと思ってもいるんですけど。悩むことが下手なので、こんがらがっている。そういう時にはどうすればいいか。少し話を具体的にすればいいと僕は思っているんです。悩むのは下手だけど、何か具体的なことをどうすればいいのかと悩む、考える、となると、やることができます。

ということで、ここで僕は好きなことは何かを聞いてみたわけです。仕事にならなくてもいいお金にならなくてもいい、人から褒められたことがなくてもいい、しかも今はまったくやりたいとは思わなくてもいい、でも今までの人生の中で何をやっている時が一番面白かったですか？　と。それがあなたの夢ですか、やりがいですか、とか聞くと、出てこないですが、一番マシだったことは何ですか？　と聞くと、結局、それは全ての人にあるわけです。一番マシなことですから。

僕は、導入として、例えば、お花が好きなら、一番花の取り扱い方がいいなと思っている花屋さんに行ってもらって一番気になった花を買ってきて、家に飾るとか、庭仕事が興味あるのなら、今は夏野菜はまだだけど、レタスとかならいけるかもしれないですよ、とか、話しました。その人の声を聞いていたら、自分が主婦であるという感覚が強いような気がして、そうすると、昔の自分の趣味でインテリアとかを整えるみたいなことをしてないのではないかと、感じたんですね。だから家の中のちょっとしたことを、自分の好きに変えるみたいなことが合っているんじゃないかと、これは経験的に感じて口にしたんだと思います。ジャム作りとか？　とも伝えました。少しおしゃれなこととかも効果的なんじゃないかと思ったわけです。家の中でそういうことをすると、家の中で変化が生まれますから。ちょっと自分なりに洒落てみるみたいなことが結構有効な気がしてます。

そうすると、女性は、お菓子をつくるのが好きです、と言いました。相手の長所、というよりも、やっぱりそれが好きってことを引き出すことが大事なのかなと思います。お菓子と聞くと、そこから具体的に聞いていきます。どんなお菓子ですか？　と。すると、その具体的なことはすぐに出てきます。好きなものさえぼんやりと口にしてもらったら、あとは楽です。

シフォンケーキですと女性が言ったので、どんなシフォンケーキですか？　と聞きました。すると、普通のシフォンケーキです、と答えました。僕はその時、この人はもっともっとシフォンケーキを掘り下げていけばいいなとイメージしてます。でも、今のところは彼女はシフォンケーキというイメージのところで止まっているようですし、それならそれで良いわけです。でも僕はシフォンケーキをもっと追求したら面白いと目星をつけてます。

家族はいますか？　と聞くと、旦那と子供がいますと言うので、彼らにシフォンケーキを作ってあげましょうよと伝えました。女性は素直にやってみますと言いましたので、僕は作り終わったら、シフォンケーキを作った、と僕に作ったあとにメッセージを送ってくださいとも伝えました。家族は、その人が作り出したものに対して反応が薄いです。それは僕の家族もそうです。それはそれで仕方がない。でも、やはり作ったものに関しては、理解者が必要なので、シフォンケーキを作ったら連絡をくださいと。すると、今からやってみますと彼女は言いました。

もう一人電話がかかってきました。言語がうまく話せないようで、でも、何かの感覚は良さそうな気がしました。頭が悪いと自分で言い出したので、うーんそうかなぁと僕は言い、でも詩とか絵とかは向いてるし、それは頭が悪いと言うわけではないと伝えました。すると、そうです絵は好きです、と言うので、それなら、どんどん絵を描いていこう、一人で、と伝えました。いや、母親と二人暮らしで、車椅子なので、一人でなかなか暮らせなくて、でも本当は一人暮らしがいい、と言うので、どこに引っ越すかどうかを考えてみようと伝えました。すると、いや、車椅子オッケーなところがなかなかないと言うので、車椅子で住めるところを探すと限定されてしまうので、そうやって制限された状態で始めるのではなく、まずは「どこに住みたいのか」ってことに注目したほうがいいよと伝えました。これも好きなものを見つける方法と似ているやり方です。自分にできることを制限された状態で見つけるよりも、まずは自分が是が非でも住んでみたい好きな具体的な一つの場所を探す。好きな喫茶店が近くにあるとか、気持ちがいい公園があるからとか理由はなんでもいいんです。とにかく、好きな「点」を見つける。住めても住めなくてもいいからまずはそれをやってみようよと伝えると、楽しくなったのか、探してみたいと言い出したので、電話を切りました。

さらにもう一人電話がかかってきました。会社員の男性で、実家暮らし、これも先ほどの二人の女性と同じく、僕はほとんどなぜ死にたいと感じているのかはもう聞いてません。そうじゃなくて、どうやって暇つぶししようかと聞きました。眠れないと言い出したので、眠れないのは、僕の場合は土と離れてたからだったよと伝えました。だから好きな公園とか森とかないか、そこで土を掘って、草を抜いて、それこそ顔を掘った土の中に埋めてみよう、とそこは冗談で伝えました。すると、好きな場所と具体的なところがあるわけではないが、田んぼと夕暮れの空を見たりすると、気持ちがいい、と言うので、この人は、具体的な場所というよりも、もう少し詩的と言いますか、場所ではなく、その風景の空気みたいなものが好きなんだろうと予想し、それなら、体が「今だ、ここだ」と思った瞬間に写真とか撮ってみたらいいのに、と言うと、「昔、写真撮ってました」と言いました。それなら、やってみよう、スマホじゃなくて、ちょっとだけやっている感覚出したいから、白黒フィルムとかで撮影してみたら？　と聞くと、モノクロの写真が好きらしいので、僕はスティーグリッツというアメリカの写真家と日本の写真家、長野重一の二人の名前を出して、調べてみたら、きっと参考になると思うよと伝えました。こうやって、その人に合った芸術家の参考例を伝えるのは、僕にとって大事な仕事です。何事も中途半端にやっては治るものも治らないので、やるなら、一流の芸術家をまずは見て、正確に学ぶことも重要だと思っているからです。そんな話をしていたら、むしろやる気になったようでした。僕はこの原稿を書きながら、電話を受けてました。じゃあ、原稿に戻っていいかなと伝えると、男性から電話を切ってくれました。具体的に伝えるしかないのですが、僕はこうやって、その人が「好きなこと」を探し、その好きなことから行動を拡張していく方法を伝えてます。

また今回も長くなりましたが、書いていて楽しかったです。

こうやって、いのっちの電話でやってきたことについて書くことが、僕はとても好きなようです。

これも僕の健康創造の一つなのだと思います。

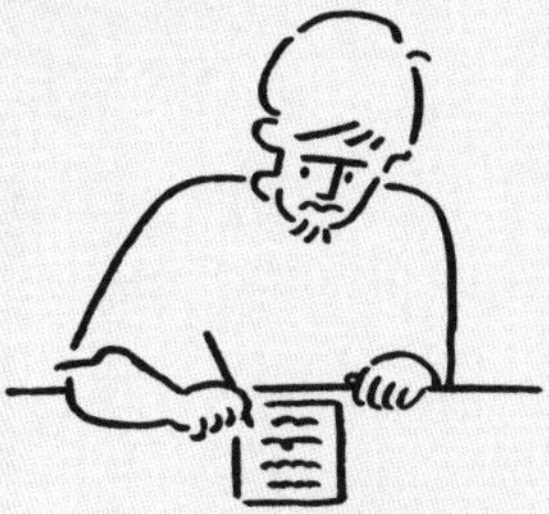

Ⅳ

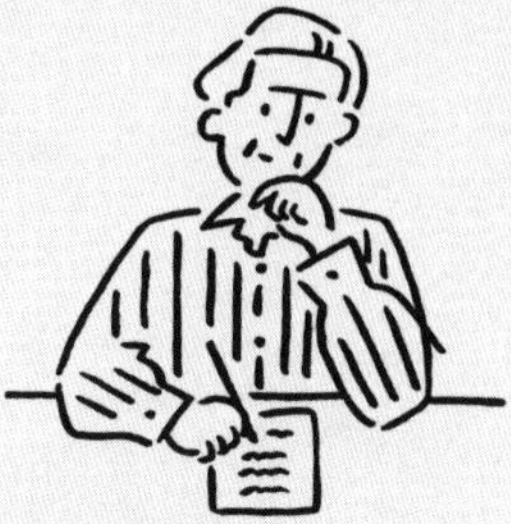

自己愛／承認欲求

第七信 斎藤環⇩坂口恭平様

相談者とともに欲望を作り出しているようにも見えます

2021年3月8日

今回も素早いお返事、ありがとうございます。またしても返信に一ヶ月以上かかってしまってごめんなさい。ご存じかもしれませんが、二月は大学教員がいちばん忙しい時期なんです。論文指導やら論文審査が目白押しで、そのうえ入試があったり、卒業式や入学式の準備などがあったりで、なかなかまとまった時間がとれませんでした。春休みに入りやっと一息つけたので返信を書いています。

さて、今回は恭平さんの技法的な点についても詳しく説明していただいて、ますます面白くなってきました。

最近のツイッターもみていますが、ずっと驚かされています。パステル画に加えて、水墨画、書、版画、などの新しいジャンルにも関心のおもむくまま手を出して、それがみな素晴らしく高水準という。いや私もすべての作品の質がわかるほどの目利きではありませんが、いやな言い方かもしれませんけれど、みな「売れる水準」にあることは一目瞭然だと感じます。単に器用とかいうレベルじゃないですよね。これは一体、どうなってるんでしょう。

私は恭平さんが「いのっちの電話」で用いている「技法」にとても関心があるのですが、電話相談も作品制作もたぶんそんなに区別せずになされている以上は、相談も制作活動の一環と考えられます。だとすると、「技法」という狭い枠組みだけでは十分ではなくて、やはり「作家・坂口恭平」について理解しなければならない。ただ恭平さんの活動はあまりに多様かつ大量で、なかなか全貌を理解しにくい。もちろん恭平さんは文章も大量に書かれるし出し惜しみなしに自己開示もしていると思いますが、それでも核心部分にわからなさが残ってしまう。

これはずっと聞きたかったのですが、恭平さんは早稲田大学の建築学科で学ばれてはいますけれど、いわゆる正規の美術教育は受けていませんよね（勘違いでしたらごめんなさい）。もちろん美術史的にもルソーやゴーギャンのように独学で名をなした画家はいますが、恭平さんはそういうタイプともちょっと違う気がする。ほんの一時ですが美術批評に関わった立場として言わせてもらえれば、恭平さんの作品は、いわゆるナイーブ・アートやアールブリュットとは歴然と異なっている。複数ジャンルで活躍するアーティストは他にもいますが、恭平さんはレンジの広さという点からもダントツですよね。メジャーなジャンルでやってないのは映画くらいでしょうか（私が知らないだけかもしれませんが）。映画といえば北野武監督も多才ではありますが、彼の絵は典型的なナイーブ・アートです。歌はあんまり売れなかったし文筆業も余技の範囲で、お笑いと映画のみ、すごく突出している。

なぜ恭平さんのような創作活動が可能なのか、私が知る限り前例もないのでさっぱり見当も付きませんが、一つには恭平さんの「風通しの良さ」が大きいのかな、とは思っています。恭平さんは表現者であるにもかかわらず、「自分の作品への執着」という意味での自己愛が、ひどく希薄に見えます。たしかツイッターにも「作品は質よりも量」といったことを書かれていたと思いますが、なかなかこう言いきれる作家はいないのではないでしょうか。量より質、あるいは量も質も、という人がほとんどかと思います。こういう風通しの良い、流れに身を任せるような生き方は、昔から恭平さんの持ち味だったと思いますが、これは恭平さん本来の姿なんでしょうか？　あるいは、努力して身につけたものなのでしょうか？

質より量と言えばラッセンとかヒロ・ヤマガタをすぐ思い浮かべてしまいますが、彼らの作品は徹底した快感原則で出来ていて、目に心地よいがそれ以上のものはない。恭平さんの場合はアートとして固有の作家性がしっかりあって、さらに生産性がすごすぎる。こういう人を「天才だから」と言ってしまうのは簡単なんですが、それは思考停止なのでまだ言わずにおきます。恭平さんの最近の「活動」、その質量ともにとんでもない生産性を、恭平さん自身はどうとらえていますか？　ライバルは生涯で作品を一五万点近く制作したピカソ、という感じでしょうか。私は恭平さんが、結構自分のことを他人事っぽく俯瞰しているんじゃないかという印象があって、その辺の自意識というか自己認識について前から聞いてみたかったのです。もし良かったら教えてください。

ところで前回触れた「仕事」と「活動」については、ちょっと私の理解が浅かったようですね。反省しています。畑もパステル画も、作業中は一人の作業でしょうけれど、必ず友達や知人に伝えて評価を受けていると。ならばやはり「活動」と言うべきですよね。このあたり、少し掘り下げて考えるなら、アーレントの言う「仕事」のほとんどは、やはり最終的には「活動」に帰結するのかな、とも思いました。そもそも、いっさい他者と関わりを持たない、完全に孤立した「仕事」ってほぼないですよね。そう考えるなら、人間の営みの多くはやはり「活動」であり、だからこそ、それが時にはケアや治療になり得るのでしょう。

そう考えてみると、恭平さんの活動って、大体「関係性」を志向しているようにも思えます。建築も音楽も、編み物も料理も。「いのっちの電話」はそのきわみですよね。これらはみな、目の前の誰かのためになされている創作活動ではないでしょうか。関係性あってのアート、と考えると、この異様なまでのレンジの広さも納得がいきます。まず他者のニーズがあり、それにどんな風に応えるかを考えるところから、作品制作がはじまっている。パートナーのフーさんやお子さんとの関係性も、創造性を大いに触発しているように思います。

仮に恭平さんのアートが関係性を志向しているとして、その場合の「関係」っていうのはどんなものなのでしょう。単純な承認欲求じゃないことはわかりますが、でも承認欲求がぜんぜんないわけでもありませんよね。恭平さんは、社交能力は高いと思いますが、たぶん常に社交的というわけではないでしょう。本でも「イベントの打ち上げには参加しない」と書かれてましたよね。家族や友人を大切にしながらも、しょっちゅう誰かとつるんだり、知り合いをどんどん増やしたりすることには関心が乏しい。信頼できる少数の人間関係があれば十分、という感じでしょうか。

前回の手紙では、躁状態の時は行動的になると書かれていて、たぶん他人とかかわる頻度も増えたのだろうと思いますが、興味深いのは「創造的ではなかった」「自分が想像できる範囲を超え」なかった、とあったことです。これも精神医学的には珍しいことで、通常は軽躁期にいちばん生産性が上がると考えます。万能感が高まったりもしますよね。私が対談本『心を病んだらいけないの?』(新潮社)を出させてもらった與那覇《よなは》潤《じゅん》さんはそのタイプのようでした。ちなみに與那覇さんも双極性障害の当事者ですが、先日うかがったらやはり「うつは負のエネルギーが高まる」と教えてくれました。エネルギーの枯渇や低下ではない、と。

恭平さんの躁状態への対応方針は、「企画書を書く」など、本当に臨床で使えそうなものが多いのですが、今回の「人を巻き込まない」「夜九時に寝る」「金銭面は計画的に」といった工夫もすごく参考になります。もちろん「それが簡単にできたら苦労しない」という当事者もいるかもしれませんが、恭平さんも長い闘病生活の中で、工夫や訓練を重ねてその境地に至ったのではないかな、と想像しています。そういう立場からの発言として「躁期は創造性が低い」「創造には鬱が必要」とおっしゃるのはとても大きな意義があります。臨床的な意義ばかりではなく、病跡学的にも。

今回のコロナ禍では、もともと社交性が高い人ほど自粛生活のダメージが大きかった印象があります。呼吸するように社交していた人たちが、人と会えなくなることで急速に元気を無くし、うつ状態になったりしている。しかし恭平さんは、むしろこの一年間うつの再発をみなかったし、むしろセルフケアの工夫でみごとな回復に至っています。逆説的ですが、コロナ禍でもあまりダメージを受けず着実に回復に向かうことができたのは、恭平さんが周囲の人と築いてきた独特の関係性のためではないのかな、とも思いました。

さて、前の手紙では「責任」の問題という、答えにくい問いにも答えてくださってありがとうございます。私はついうっかり医療機関と比較してしまいましたが、これは確かにアンフェアでしたね。やはり他の電話相談と比べてどうかという比較をすべきでした。そう考えるなら、確かに「いのっちの電話」のほうがずっとつながりやすいでしょう。履歴からコールバックもするという、通常の相談では絶対にあり得ないようなサービスまでありますし。「脆弱さというより柔らかさ」という点にも賛同します。それが恭平さん個人の創造活動である以上、「柔らかさ」は重要ですね。「余白」と言っても良いように思います。また柔らかいからこそ、利用する側も一〇〇%は期待しないで済むのでしょう。支援システムを構築しようとすると、つい包括的で漏れがないものを考えたくなりますが、それは人手も費用もかかる上に、完璧にはほど遠いものになりがちです。支援においてその「創造的な柔らかさ」をどう活かせるか、これはすごく新しい切り口のような気がしています。

といいつつ、つい余計なことを考えてしまうのですが（笑）、恭平さんはこの相談をClubhouseでやってみよう、とは思いませんか？　私は先日、岡﨑乾二郎さんの招待で加入してみたんですが、昔たまにあった電話の混線状態みたいな感じで面白かったです。まあ相談者の匿名性が担保されない点は問題ですが、ちょうど『自分の薬をつくる』でやったワークショップみたいなことが簡単にできますよね。もし何かされるなら、ぜひ教えてください。

さて、私からの質問に、すごく詳しく答えてもらった「長所の見つけ方」、たいへん面白かったです。

私がこの質問をしたのは、私自身、これがかなり苦手だからです。診察の中で、映画でも読書でも釣りでも「これをやってみたら」と良く勧めるのですが、だいたいスルーされてしまうんですね。たぶん勧め方が一般論的に聞こえてしまうんだと思います。だから恭平さんの答え方は、すごく参考になりました。

「仕事になってもならなくてもお金になってもならなくてもどっちにしても、ずっとやり続けたいと思えることを探した方が、楽です。周りの環境によって、状況が変わるのは健康創造に向いてません。どんな状況だろうが、変わらず継続できること。それを見つけようと試みている気がします」

この導入で「一番マシだったことは何ですか？」と問うのはいいですね。「楽しかったことは？」とか「得意だったことは？」と聞かれても、うつの人はあまりうまく答えられませんから。

最初の女性の相談では、その声の様子から家事に照準していくまでは、これまでの相談経験や勘が大いに活かされるところですね。そこから「お菓子作りが好き」という言葉を引き出し、家族のためにシフォンケーキを作ってそれを報告するという「宿題」まで一気にもっていくあたりは本当に感心しました。家族関係にもきっとプラスになるでしょうし、彼女自身も達成感を得られ、次の行動につながる可能性が開けてくるでしょう。

この女性への対応は、三番目の会社員男性への対応にも通じているように思いました。風景への関心から写真への興味を引き出し、ただ漠然と「写真撮ってみたら」で終わらせず、白黒フィルムとかスティーグリッツや長野重一の名前を出して、行動のイメージを鮮明化する。

私は恭平さんの「企画書作り」というアイディアが好きなのですが、それは二番目の車椅子の女性にも活かされていると思いました。単身で暮らしたいという女性の願望に、まずは住みたい場所から探してみようと促すこと。消去法より自分の欲望を優先すること。

三人三様の対応をされていますが、全例「成功」しています。自殺を防げたかどうか、うつが改善したかどうか、それはむしろ副次的なことです。私たちの仕事からすれば「動機を引き出し、その気になってもらう」ことができただけでも大成功です。

ここでの恭平さんの技法は、確かにいわゆる「傾聴」や「対話」そのままではありません。恭平さん自身が書かれているように、時にはクライエントの話の腰を折るし、どんどん提案やアドバイスをしますよね。ネガティブな思考の反芻《はんすう》を止めるために、ときにはそれこそ「論破」もするでしょう。表層的にみれば傾聴や対話とは異なっていても、しかし内実はすごく対話的です。どうしてそんなことが可能なのか。

一つには、恭平さんの提案するアイディアは、その相談者の状況に合わせて作成された、オーダーメイドの助言だから、かもしれません。その人の欲望を精神分析よろしく「言い当てる」のではなく、一緒に作り上げていく。この過程がすごく対話的に見えます。「マシだったことは？」で目一杯敷居を下げて言葉を引き出し、「お菓子作り」から「シフォンケーキ」と絞り込んでいく。ここまでは受動的な「傾聴」でも行けるでしょうが、そこで恭平さんは一気に能動に転じて「家族にシフォンケーキを作る」と提案する。これはまさに「その人にしか出来ないこと」を一緒に創り出しているようにみえます。ここで形成された欲望こそが、電話相談という創造行為の生産物なのではないでしょうか。

　私たちの対話実践も、基本的にはクライエントの欲望創りを支援することにつながっています。國分功一郎《こくぶんこういちろう》さんのいう「欲望形成支援」ですね。意思決定の手前に欲望形成がある。それも、一度「こうしたい」と決まっても次にそう思うとは限りません。だから毎回、「いまここ」において欲望を作り上げる。恭平さんの手法は、やりとりの中で、その人に特有の要素を取り上げ、それについての対話を膨らませて、ともに欲望を作り出しているようにも見えます。こちらは熊谷晋一郎さんらの言う「共同創造」みたいでもありますね。

　いろいろと想像を膨らませてみましたが、どんなものでしょう。ぜひ感想を聞かせてください。返信を楽しみにしています。

第八信
坂口恭平⇩斎藤環様

自分の欲望ってのが、実は一番、どこにもない答えなんですよね

2021年3月9日

お忙しい中、お手紙ありがとうございます。この手紙が届くと、僕は嬉しくなります。元気になります。また今回も読んでいて、創造的になりました。また翌日のお返事です。みません。面白いから書いてみたくなるのです。環さんの返事が一ヶ月後であるというのも効果的なのだと思います。環さんが忙しく仕事をやられている最中、僕はどちらかというと、鬱っぽい感じでした。でも簡単には鬱であるとは言えなくなってきてます。昨年の一二月から、月に一度は数日落ち込んだりしているのですが、絵を描くこと、文章を書くことは休まずやってきました。やっぱり寝込んではいないです。絵を見てくれる友人たちが言うには、この時にはこの時の絵の感触があるとのことです。だから彼らはあんまり心配していません。心配しているのは僕だけです。作ってはいるけど、いい

とは思えない。作っていることがそんなに楽しくはない。でもだからと言って、何もやらないとさらに退屈してしまう。なによりも時間が過ごせないので、ゆったり寝て過ごすみたいなことがまったくできません。布団に入っても自分を否定ばかりしてしまいます。これは僕だけの特徴ではなく、鬱状態の全ての人に当てはまる特徴だと思うのですが、今では自分を否定するくらいなら、絵を二四時間描いておいた方がいいと思ってます。描いている最中は捨てたくなるような絵しか描いていないと怒ってますが、友人からは絶対に捨てないようにと言われてます。今は落ち着いているのですが、案の定、その時描いた絵を見たら、なかなかいいじゃないかと思ってます。それくらい違います。フーは完全に違う人格の人が同居していると思っているようです。いのっちの電話もそれなりに出ることができてました。彼らと話をすると、どうやら調子が悪いタイミングと調子が戻るタイミングが似ている人も多くいました。鬱になるのは、もはや自分の問題ではないのかもしれません。でも、鬱になると、いつも自分の問題が原因でそうなっているんだと僕もみんなも責めてしまいます。僕の経験上、鬱が明けると、それらの問題は問題ではなくなります。つまり、自分の問題が原因ではない、ということです。でも原因はあるから調子が悪くなっているんだと思います。

さて、今回は僕の作品制作について色々書かれていて、興味深く読みました。僕自身もなぜなのかよく分かってはいませんが、それでもどういうものを作るべきかということを意識はしていると思います。無意識で好き勝手にやっているのではまったくありません。でも時々不思議な気持ちになります。一体、自分は何をしているんだろう、と。僕は美術家でも作家でも音楽家でもないと思ってます。電話相談員でもないと思います。でも何か面白いところはあるんだと思うんだけどなぁとも思ってあげれてますけど、でも一流ではないなぁ、甘いなぁと思ってます。自分に厳しいところと甘いところが同居してます。僕は自分が作るものに関しては厳しいです。でも同時に、作品を作り続けることが僕の健康につながることも知っているので、作り続けている自分に対しては甘すぎるくらい甘いです。ドゥルーズの『批評と臨床』という本がありますが、あの感じです。自己批評と自己臨床を同時にする。それがとても心地いい感じがします。僕はこのようにどんどん感覚を足していくことで、奥行きを出そうと試みます。何か一つ突起しているわけではないので、そうやって補っているんだと思います。脳みそとか体の器官の動きに似てます。人間は他の動物、植物に比べたらポンコツです。でも補い合って、流動性を生み出し、奥行きを出します。その感じです。

僕は正規の美術教育は一切受けていません。そんなことを言ったら、文学に関しても一切教育を受けてませんし、なによりもほとんど読書体験がありません。音楽もそうです。ピアノは小学生の頃、二年間だけ学びましたが、それは妹が高価なピアノを買ってもらったことがプレッシャーとなって辞めたいと思っていたピアノ教室に行き続けていたのを見て、それならと僕が代わりにやってあげただけです。僕は自ら、何かを習いたいと思って、教室に行ったことがありません。建築の教育もほとんど受けていないと言っても過言ではないと思います。ほとんど授業に出てませんから。今も図面は描けません。大学卒業後、一年間だけ、僕は大学院にも行っていないのに、なぜか電話がかかってきて、石山修武《いしやまおさむ》という建築家の設計事務所で働けと言われましたが、そこでも僕は一度も図面を描きませんでした。当然ですが、事務所にそんな人は一人もいませんでした。でも、僕は「俺はそういう直感にたけている人間だから図面なんか引かないんだ」と思っていたわけではありません。僕は調子に乗ることはそんなにありません。僕は自信がなかった。僕は図面が引けるようになりたかった。でも、体がどうしても受け入れてくれなかったから、図面が引けなかっただけです。だから図面を引かずに、それでも生き抜く方法を見つけなくてはなりません。だから、設計事務所が周囲からオウムの施設だと怪しまれていたので、僕が手書きの子供みたいな世田谷新聞というものを描いて発行したり、お金がないのに寄付でカンボジアで巨大な建築物を設計した時は、みんな宣伝が下手なので僕が担当しました。図面に使う青焼きがいいなあと思って、でも僕は図面をひかないから使えなかったわけですが、青焼きで印刷された紙自体は最高にいい感じだったので、僕は自分で撮影した写真に文字をつけて、かっこいいポスターを作ってカンボジアに旅行して一緒に建築を作るワークショップを企画して、寄付金を集めたりしてました。そうやって、補っていくとうまくいきます。何とか方法を見つけるのは必死ですからうまいです。そして、こうやってやりくりすることがいのっちの電話に生かされてるとは思います。相談を受けていても、すぐ僕だったらどうやって切り抜けるかってことを考えます。

絵も完全に独学です。だからやっぱり素人だなとは思ってます。誰かに習うことが苦手なので、ここもどうにか補っていくしかありません。でも今の日本の学校では学ぶものはほとんどないとも思ってます。僕は早稲田大学の建築学科に入った時、高校生の時に図書館ですべての建築雑誌を見て、それで石山修武という建築家を知り、石山さんが早稲田大学で教えていることを知って入ったのですが、入学当初、石山さんの建築作品を知っている同級生はほとんどいませんでした。そういう人を見つけることが僕は好きで、それは大抵、図書館とか古本屋で見つけることができます。そうやって絵も自分で師匠を見つけて、学んでいるんだと思ってます。

ルソーの絵も好きでした。大学生くらいまでは。アールブリュットの作品もいいなと思っていました。石を拾い集めて自力で作ったシュヴァルの理想宮も直接フランスまで見に行きましたし。アールブリュットの作品を作る人たちは、毎日大量の作品を作ってますから、そこは取り入れていると思います。でもやっぱり飽きるんですよね。それも奥行きの問題を感じます。ルソーの絵から入って、建築家のシュヴァルを知ります、さらに同じ時代にいた人で、レーモン・ルーセルという小説家も知るんです。彼はアールブリュットと思われそうな人だったんですが、ちょっと違う。マルセル・デュシャンが影響を受けていたということもあって、僕は一人で色々と調べてました。僕はすぐに飽きてしまいます。ルソーも飽きた。シュヴァルも今は飽きてます。でもレーモン・ルーセルはまだ飽きてないどころか、いまだに作品を読み通すことすらできていない。読み通すために、僕は彼の『アフリカの印象』という長い小説を一文ずつ読みながら一〇〇枚のドローイングにするという作品も残しました。そうすると読めた。しかも作品も生まれた。その絵はまだほとんど売れてないですが、本にはなりました。こうやって補います。

僕も最初は細密画みたいなものを描いていたんです。それこそアールブリュットのような。その絵はバンクーバーのコレクターたちに売れました。一枚五〇万円で売れたので、それでどうにか生き延びることができた。しかも、その人たちは僕の絵を、それこそウォーホールとかの絵の横に並べて自宅に飾ってくれたりして、嬉しかったのですが、飽きました。僕はバンクーバーで美術家として一瞬認められそうになって、コマーシャルギャラリーとかで高値で取引している芸術家たちとも知り合いましたが、そこで生きていくという感じはしなかった。そこもまた学校や会社みたいな世界に見えたんですね。コレクターの人たちはそうじゃなくて、ベッドの下に埃かぶって置いていた僕のその絵を見て、面白いと言ってくれたし、バンクーバーで出会った芸術家たちも、お前のその何とも言いようがないところが面白い、みたいに言ってくれて、僕は設計事務所の時と同じような感じを受けました。この辺は僕も何とも言いようがありません。だから現代美術という世界にはほとんど関心はありません。あれはあれで学校みたいなものです。僕は一人で石山修武を図書館で見つけたり、レーモン・ルーセルを古本屋で見つけたりすることが面白くて、そういう偶然の出会いが、自分がどうやって生きればいいのかという指針になっていることに興味を持ってます。

毎日研究をする、独自の作風を死ぬまで突き通すなんて完璧な出会いはないので、どうにかこうにか自分なりに偶然の出会いを通して鍛錬して、少しずつ、自分なりの奥行きを獲得していきたい、みたいな感じでしょうか。

やっていないのは映画くらいでしょうかと環さんがおっしゃった時に、時々、映画を作りたくなることを思い出し、さらにゴダールが、映画を撮りたいなら小説を思いついて、小説を書き上げるまでの自分を撮影すればいいとどこかで言っていたのを思い出し、今日から毎日、一〇分ずつ、自分の精神状態を自撮りしてみようと思いつきました。今度はｉＰｈｏｎｅだけで映画を撮影してみたいです。僕はゴダールの映画はほとんどみたことがないし、あんまり興味がないのですが、ゴダールの発言がとにかく大好きです。このように、ある芸術家の別の側面だけが異常に好き、ということは時々あるような気がします。作品自体はほとんど知らないのに、考え方が大好きな人が多いです。押井守監督もそうです。押井守監督の、ストーリーとか登場人物とかはどうでも良くて「背景の奥行きが一番大事」「映画に独自の時間が流れていることが大事」などという映画に関する発言はとても参考になってます。そういう僕が勝手に師匠だと思っている人の言葉をどんどん自分の言葉に取り入れているとは思います。だからはっきり言うと、僕は自分があんまりありません。自分が表現したいもの、みたいな感覚はないのかもしれない。こういうものを作りたい、と僕が参考にする人の表現したいものって一体、どんな感じなのだろう、と考え、自分でやってみているところがあります。その人が作っているものというよりも、その人が表現したい世界観みたいなものを模倣しているのかもしれません。

それとはまったく別の動きとして、活動療法としての創作があります。創作の内容はどうでも良くて、毎日、定量作り続けるということは僕の健康に良い、だからやっていると思っている僕もいます。

北野武さんの例がありましたが、僕自身、武さんの映画にはほとんど関心はない、というかほとんど知らないのですが、武さんの方法論は気にしているかもしれません。日本ではお笑いをやっているが、映画はまったく違うことをしている。まったく別人格で同一させようとしていない。映画だから映画用の俳優を使うんじゃなくてダンカンとかを普通に使っている、自分の周辺でできることをやっている。こういうところは参考になります。武さんの絵はなんか惜しいと思うんですよね。ただのナイーブアートではないような気がする。もう少し他の芸術家の作品を知ったら、もっと奥行きができるんじゃないか。自分はそうでありたいなぁと。何かに突起している人の、余技の作品じゃおもしろくない。何かやっている人の本がほとんど面白くないのはそういうことで、ゴダールなんか僕は作品を知らないのに、書いていることが本として面白い。そうでありたいなとは思ってます。自分自身がうまくいっているとは思いません。それなりにはできているが、やっぱり凡人の範疇《はんちゅう》は超えていないのではないか。僕の全作品に対する自己評価はそんな感じです。永遠に残る作品を作った芸術家たちは、どうしても僕には超えられない感覚があります。でもピカソだからって全部いいわけじゃないし、キュビズム初期はとてもいいですが、途中は困ったりしてます。でも晩年のもう投げやって変になっている絵はまた最近の僕の参考になってます。先日はキュビズム時代の全作品集を購入しました。また研究していきたいと思います。

僕は本当に風通しが良いんですかね？　よく人から風通しが良いと言われます。しかも、とても近く、僕の作品をずっと丁寧にみてくれている友人たちから言われます。でも僕はどうなのかなと思ってます。といっても、僕は自己評価はとても厳しいですが、自己評価だけが全てではないということはよく知っているつもりです。自己評価は時々、間違えます。過剰に否定したりしますので、誤作動が起きやすいです。でも自己評価ももちろんとても大事です。僕は自己評価と近い友人たちからの評価をブレンドすることが好きです。自分に厳しくして必死にどうにか作った作品を見て、風通しがいいと言ってくれることもあります。素直さを感じる、と。だから僕自身、いろんな師匠から、彼らの考え方をどんどん模倣するために取り入れていくんですが、外に出す時はできるだけ素直にやってみる、と心がけてはいます。この辺はうまく言葉にできないのですが。

自分のことを表現者だとは実はほとんど思っていないんだと思います。なぜなら表現したいことがないからです。でも模倣してみたいとは思います。でもいつも友人からは僕の模倣できていない自分の素がでたところを評価してもらっている感覚があります。それらはいつも混ざってます。「自分の作品への執着」はゼロと言っても間違いないと思います。本当にすごい人を知っているつもりなので、どれもまがいものにしか思えません。でも、それを作り続けている自分には自己愛があるのかもしれません。だから少しは売れていく必要があるんだと思います。売れなくても死ぬまで作り続ける、みたいな人間ではないと思います。「質よりも量」と言ってますが、それは世界がそのようであるとは思っていません。世界は徹底して「量より質」だと思ってます。そういう偉人たちがいますから。「質より量」なのは、健康な自分を作る上での自分への掛け声です。

このような生き方自体は僕本来の姿だと思ってます。こうやって生きてきました。努力して身につけたことは「継続する方法」だと思います。僕はもともとこんな感じでやってきましたが、何も知りませんでしたし、気が弱いし、疲れるので誰かに学ぶこともできません。でもそれだと本当に学校にも会社にもいられないし、死んでしまいます。僕は一人で生活していくこともできず、助けてくれる家族なども必要なので、フーとも結婚しました。というわけで、楽しく生活していくためには年間五〇〇万円くらいは、自分の活動で獲得する必要があります。でもそれ以上は必要ないので、無駄に売れる必要もありません。だからやりたくないことは絶対にしない。それは健康に悪いからです。

ラッセンもヒロ・ヤマガタも何周かして観察してみると、確かに興味深いことがないことはないのですが、基本的には興味はないです。でもヒロ・ヤマガタさんは自分はレーザーを使っていろんなインスタレーションをやりたいと思っていたが、お金がないとできないので、イラストの絵を描いて稼ぐことにした、みたいな文章を読んで、この人も一筋縄ではないなと思ってはいます。ラッセンも何かあるのかもしれません。でも作品自体は一切参考にはなってません。僕もパステルが少し売れて、とてもありがたいと思いつつ、あんまりやりすぎるとまずいなと思います。僕の中ではパステルの評価は低いです。でも健康のためにはいい。やればやるほどセザンヌがすごいなあと思います。だからモネにも一時期ハマりましたが、やっぱりセザンヌの方が粘りがあるなと思います。だから毎日、パステルで、どうにか変わろうと試しているつもりですが、うまくはいってません。これは美術教育を受けていないことから起こる、本質的なデッサンすることの下手さだと思います。こればかりは何ともできません。でも、それでも何か補えるはずですし、ヒロ・ヤマガタさんではないですけど、僕にとって、生活していくための一つの方法ではあると思います。近くの芸術家の友人たちはパステルは面白いからもっとやってみなさいと言います。それならやってみようと思っているところもあります。でも残念ながら自己評価は大変低いです。と言っても、今までの自分の絵から考えると、少し進歩したかもなとは思ってます。

だから時々、僕のことを天才と言ってくださる方はいるのですが、まったく違うと確信してます。能力はたいしてありません。能力がある人は補う必要がありません。一つの道を追求していくことができると思います。僕にはそれができません。能力も、その能力を出す方法も、自分の中でこれだと手応えを感じているものがないからです。どれもうまくいかないなと思ってます。でも補うことで、毎日作り続けることを継続させられている、そうすることで生き延びている。僕にとって、名作を残すことが人生の目的ではありません。僕の目的は寿命を全うすることだけです。だから死ぬまで面白いと思いながら、模倣をしつつ、作ることを継続していく必要があるんです。

最近は、このような態度が、それなりに定まってきたのではないかと思います。だからこその生産性なんだと思います。

ピカソはまったくライバルではありませんが、死ぬまで作業をした有益な先人ではあります。とても参考になりますが、僕は芸術家という意識はとても薄いので、芸術家としてのプライドみたいなものはないような気がしてます。自分の作品はダメだなぁと自分で言ってしまって挫けそうになることは多々あります。でも、もう一つの健康を試行する僕が、そんなこと言ってても手を止めることを許しません。突然、下手でもいい、何でもいい、手を動かせ、そうしないと死ぬぞ、と助言してくるのです。その途端、何だかすごいものを作らないといけないと思っていた僕がバカらしくなって、そんなに能力ないんだから、それなりに学びつつ、自分なりの作品を作るなんてことにこだわらずにまずは手を動かしなさい、と言ってきます。だからどんなに作品が売れても評価されたとしても、僕は勘違いしない自信があります。だからまた次に全然知らないことをはじめるんだと思います。これが僕の作風なんだ、なんてことは一生感じることができないんだと思います。でもそれがきっといい効果を僕の生活に与えるような気がします。

本に関しても今言った絵のような感じで作業をしてます。僕はエッセイを書くとそれなりに売れる。でもそれだけじゃおかしくて奥行きが出てこないんで、ドゥルーズを読みたくなる。ドゥルーズを読んでいると、ゴダールの時みたいに、意味もわからないのに、書いてある状態をそのまま自分でもやってみたくなります。ドゥルーズがボブ・ディランを評している『ディアローグ』の冒頭の文章なんていつ読んでも気持ちが昂ります。文章も、意味がわかるように書いても意味がないと思う時と、そこまで根詰めずに、適当に思うままに書いた方が健康にいいよ、と思う時とあります。一つの極点が『現実宿り』という小説で、一方の極点が売れに売れた『独立国家のつくりかた』です。時々、やっぱり文章表現を突き詰めていかないといけない、なんてことを考えます。でもすぐにお前、そんな能力ないやん、楽しく書きなさいよと突っ込む自分が出てきます。

だから僕は内的必然性から創作をしている、ということはないんだと思ってます。よく一人で作っていて、これ誰かに見せないとなると、多分作らないよな、と思います。みんなそんなものなのでしょうか。よくはわかりません。環さんがおっしゃる通り、目の前の誰かのためになされる活動だと思います。しかし、僕は直に人と触れることを求めているわけではないようです。でも一人でいるのはしんどいです。でも人といることもしんどいみたいです。だからこのようにやっている。いのっちの電話も、電話だからできるわけで、対面したら、一週間ももたないと思います。海外のどこかに行って、現地制作するみたいなこともすぐ鬱になります。でもずっと家族と一緒に熊本にいるっていうのも窮屈すぎて、鬱になります。だからいろんなことをやってます。時々は外出して、違う環境に三日くらいなら滞在できます。そしてそれはいつも体を楽にします。一週間いると鬱になります。そこでの関係性が固定していくとすぐ窮屈になるようです。

それくらい、僕は人との関係が苦手です。苦手なんだけど、気になる、いつも僕の人生はこればかりです。今は少しやり方を見つけました。こうすればうまくいくということを知ることができてます。それは他の人にも応用可能だろうなとは思ってます。そういう意味で、売り物を作るんだろうなと思います。同時に売れないものも作るんだろうな、と。

僕にとっての承認欲求はどんな感じなんですかね。いくつもの段階がある感じですかね。家族に対する承認欲求は、自分がやっている遊びみたいなことが実は仕事になっている、ってことのような気がします。というか、家族はもうそれを完全に承認してます。僕のことを遊んでいるだけだ、と思っているのは、家族の中で僕だけのようです。僕は自分で遊んでいるだけだと思ってしまってます。何か責任のあることをしないといけない、みたいなバカみたいなことを時々真剣に考えたりしてます。僕はまったく自分を承認できていません。一方、家族は完全に承認してます。バカにされたことなど一度もありません。僕が一行も原稿も絵も描けずに、部屋に篭もって項垂《うなだ》れているときでも誰一人としてバカにしません。バカにするのはいつも自分です。そこはいつかどうにかしたいなと思ってます。でも最近は、自分の頭を叩いたり、なんてお前はダメなんだと強く叱責したりすることはしなくなりました。それは一昨年くらいからです。

僕の文章を毎日読んでくれている友人も、絵を毎日みてくれる友人も、歌を作ったらいつでも送っている音楽家も、陶芸を作ったらいつも見せる陶芸家も、僕よりも僕のことを承認している可能性があります。僕がなぜ送るかということについては「僕が元気にしている」ということを伝えるためが大きいです。でもそれすらその友人たちは求めてもいません。元気がないならないなりに面白いものを作るというふうに感じている可能性が高いです。もちろん、作品を褒めてもらいたいとも思ってはいますが、僕が自分に対する評価が果てしないほど厳しいので、そうではない意見を聞きたいということもあります。僕は自分の作品を自分一人で、大丈夫だ、この道で間違いないとまったく思えていません。これを書いている今は、まったく鬱ではないのですが、躁でもありません。僕はいつもどうすればいいのかがわからないので、次の道を教えてもらうために関係をつくります。僕は承認欲求のための関係性を作っていないのかもしれません。わからないので教えてほしいと思って、関係性をつくります。迷子なので、道案内をしてほしいわけです。元気な躁状態の時は、もっとその人を楽しませたいと思って送ってます。承認欲求というものが少しわからなくなってきました。僕は理解されなかった、という経験があまりありません。母親からは理解されていないような気がすると感じてましたが、いつも他の誰かが理解してくれて、面白いからそれを続けなさいと言ってくれて今があります。しかも、そういう友人たちに依存している、というわけでもなさそうです。一人に依存しないために、各分野に一人か二人ずつ伴走者を付けようと試みてます。そして、驚くほど、彼らからの助言を聞きいれます。僕は知らない人から作品の批判をされたら一応、落ち込みます。その時は、妻に聞きます。フーは「まあ、そう思う人もいるんだけど、それが全てじゃないよ」と言います、しかもフーは褒めるわけでもありません。全てじゃないよ、とだけ言います。それを聞いてなるほど、と思えるようです。それでも落ち込んでいる時は、さらに、他の友人に、それぞれの分野の人に聞きます。彼らはみんな笑います。へえ、と。他人から見ると、それくらいたいしたことじゃないんだといつもびっくりします。そして、僕が想像もつかない助言をくれます。だから僕は徹底して助言だけを求めてます。承認されることが目的ではありません。そして、僕も全然知らない人からの電話なのに、その人を完全に承認した上で、どう助言するかばかり考えていることに気づきます。

社交能力は高い、のかもしれません。でもまったく社交的ではありません。実はほとんど人に会わなくても、作品を送ることさえできたら問題がないような気がします。それでも家族がいるってことが大きいのでしょうが。そして、同じように九〇歳くらいまでずっと作品を読んでくれるという友人が数人います。ほとんど会いませんが。でも本当にきつい時でも読んでくれる人は一人です。絵は二人います。著名な方から連絡が来ることもありますが、基本的に僕の反応は鈍いです。知り合いを増やすことには興味がありません。誰かとつるむこともありません。酒を飲む機会はほぼないです。家族でご飯を食べる時か、女性の友人一人とだけ時々飲みに行きます。それ以外は、長い時間人といることはありません。こんな僕って孤独なんでしょうか？　僕もよくわかっていません。妻は一切、孤独ではないよ、と言ってますので、ま、いっかという感じです。

ツイッターで毎日作品をアップするのは承認欲求なんですかね。注目されるのは求めているかもしれません。でもその人たちと関わりたいわけではありません。継続するためのテクニックでもあります。ツイッターをしないで、黙々と作品をつくり続けるという生活は、まったく想像できません。そんなことをしたことがありません。誰にも見せずに作品を作り続ける生活を送ったことがありません。

躁状態はまったく創造的ではないと思います。もちろん、活発ですし、創造的な気分は昂ります。でも浅いんですね、僕の場合は。基本的に躁状態の時は得意の自己否定がまったくなくなってしまいますから、もちろん素直な作品は生まれます。万能感もありますから、否定しないので、作品自体はそんなに良くならないと思ってます。僕の友人の中には、躁状態の作品では、上滑りであまり面白くない、やっぱり鬱の時の作品の方がいいと言う人も少ないですが、います。昨年末から今年に入ってからはどちらかというと鬱状態ですが、生産性に関しては、ほぼ変わらないか、もしかすると、鬱状態の方が多いかもしれない、という配分になってきてます。

「人を巻き込まない」「夜九時に寝る」「金銭面は計画的に」といった工夫が実践できるのは、日頃、というか鬱の時に、自分の作品を友人に見せているからだと思います。鬱状態の延長に躁状態があるというイメージをしたい、でも、僕は全てを忘れてしまうわけです。だから忘れない装置が必要なんです。記憶装置を僕は持っていないので、外付けにしないといけない。躁状態の万能感では外付けが必要だとは感じることができません。鬱状態がベースになります。だからこそ、鬱の時の過ごし方、がとても重要になってくるんだと思います。そこで僕が得たことが記憶装置を外部に作るということです。人を巻き込まないでいるためには、もともとちゃんと人と密になっておく必要があります。夜九時に寝るためには、夜一二時に連絡すると「早く寝なさい」とできるだけ穏やかに言ってくれる人が必要です。金銭面は計画的に、が実現したのは、お金に関しての信頼できる税理士とよく話しているからです。どれも鬱状態のときでも、会える人たちを見つけることで、実現しているような気がします。しかも、鬱は必ず何度もやってきます。だから、毎回、外付けを探す練習ができます。もちろん、それはとても気が遠くなることかもしれませんが、それでも練習はやっぱりできます。それは記憶がなくなってしまうために、いつもルーキーになるからでしょう。悲しい現実だと思ってしまいますが、それが作品の素直さ、人付き合いの柔らかさを生み出すのかもしれません。

創造のことを考えても、躁状態は鬱状態の時に得た感覚を伸ばしていくイメージです。躁状態の時に、誰もが思いつかない感覚を思いつくことはありません。鬱状態の時に考えたことを、恐怖心ばかりで全て手を止めていたことを、躁状態で恐怖心ゼロにして素直に全てやってみているのです。だから前回の鬱状態の時より創造性が高まることはありません。生み出すのは鬱です。それを押し広げ、分裂させさらに拡散していくのが躁という認識です。

コロナ禍では、確かに僕は安定はしてましたが、コロナが少し慣れてきたような二〇二一年に入ってからはそれなりに体調が悪いです。みんなにとって普通になると、社会の波が安定してきますので、そうすると必然的に僕の波は大きくなるんだと思います。それでも、今回重要なことは、鬱にならないことではなくて、鬱になったのだけど、一度も寝込んでいない、ということです。鬱とは何か、ということが少しずつ摑めてきているのかもしれません。とは言いつつ、渦中にいるときは今ももちろんきつくて泣きそうなのですが。

いのっちの電話で、僕は利用される方から変に期待されてると違和感を感じます。新聞で、絶対折り返し電話があるって言ってたので、と言われても、あ、すみません、最近数が多いので、全部折り返すのもめんどくさいんで、どんどんつながらなかったらかけ直してくださいよと言ってしまいます。だからいのっちの電話はお金をもらいたくないんですね。お金をもらうと、ちゃんとしなきゃいけない。ただでさえ、死にたい人からの電話を受けるだけで、それなりにストレスがかかるわけです。だからそれ以外のストレスはできるだけゼロにしたい。だからお金をもらっているんだから、ちゃんとしろ、みたいな、現代の人間が考える思考回路には付き合ってはダメだと思ってます。無償でもやれる人がやらなくてはいけないとすら思ってます。無償でも政治家をやりたい人が政治家をやるべきだ、みたいな感じでしょうか。生活がギリギリでもそれをやるべきだと思っているわけではありません。生活は別でなんとか自分でやることができる。だから、あーだこーだと文句を言わない、気持ちにゆとりがある人たちがやったらいいなと思います。無償で、自立して、一人でやること。それはつまり、芸術の世界で生きることにも近いような気がします。制度にはならないと思いますし、してはいけない。ルールも決まりもない。でも鍛錬の方法はあるし、僕がやっていることは人にも伝達可能かもしれないと環さんが感じてくれて、この往復書簡が実現しているのは、僕もその可能性を探るいい機会になります。この方法は新しいかもしれませんが、実はギリシアやローマでは当たり前だったのかもしれません。近代以前の方法を探る必要があるのかもしれません。これは勘ですが。僕が調べられるのかはわかりませんが、今、調べてみたいなとは思いました。ソクラテスのお金の流れ、とかを知りたいなと今、思いました。

いのっちの電話をＣｌｕｂｈｏｕｓｅでやるってことでしょうか？

面白いかもしれません。環さんとやるなら、ぜひ参加しますよ。僕はこれはツイキャスでできちゃうんですよね。匿名性を保ったまんま。しかも、混戦すると僕が混乱するんですね。僕は三人でトークとかあんまりできないんです。一対一じゃないと難しいみたいです。一対一を多くの人に見せるのはできるのですが、いろんな人が意見を言える環境ではほとんどうまく機能しません。だから今のところＣｌｕｂｈｏｕｓｅの意味がわかっていないようです。気が変わるかもしれませんが。

長所の見つけ方について、関心持ってくれて嬉しいです。とにかくこれは僕が経験してきたことなんですよね。だからディテールまでとにかく細かく見つけます。補うことに関しての問答は、ほんと徹底してると思います。スティーグリッツも長野重一さんもよく知らないんですよ。でも僕のやはりこれまた信頼する人から教えてもらったんですね。それで僕は研究せずに、その人に伝える、ということをやってます。こういう細かい時に、さっと、固有名詞が出てくるのは、小説でもリアリティを出すために大事ですから、電話と小説もそんなに変わらないような気がします。

企画書作り、ってアイデア、僕も好きです。自分の独創なのかどうかはもはやわからないのですが、とにかくよく効きます。僕にとって効くので、これも自分で実験して試してます。そして、誰よりもやっぱり僕が、いつも悩んでいるなぁと思ってます。だからすぐわかるんですよね。写真って言っても、どの写真家を調べたら、そのあと色々研究できるのか、僕もわからないですから、だから聞いたり、写真家について語っている写真家や芸術家のことを調べるんですよね。そうやって、人が好きなもの、を調べるのが僕は大好きです。なんと言っても、僕が心から自分だけが好きだと思っている芸術家っていないですからね。全て誰かが好きなんです。それを僕も好きになっている。

車椅子の件に関しても、消去法って、結局、わかりやすい、三択とかしかないんですよ。チェックシート式だと、面白いアイデアは出てきませんよね。とにかく古本屋で、適当に気になって買った本の中から、自分の心に滲み入る言葉を探すみたいな作業が絶対に、人を生かすんですよね。だって僕はそれで死なずに済んできたわけですから。だから真実ですよね。自分の欲望ってのが、実は一番、どこにもない答えなんですよね。同時にその人独自の欲望こそが、普遍につながる、ということはベンヤミンのどこかの文章に書いてあったことです。これも血肉になってしまって、僕の言葉になってしまってますが。

僕と話して、少しなるほどと思ってくれたら、そこで治療は終了です。それが出てくるまでは僕も電話をします。出てきたらすぐ電話を切ります。あとで自殺されても、僕は納得すると思います。その瞬間はやろうと思えることが大事で、僕も何度もそうなってますが、何度も落ち込んでます。でもその瞬間にやろうと思ったことが、どうにか切り開いていくのを経験で知ってます。

言い当てるわけではないですね。それは面白くない小説です。わからないけど、次、何が出てくるのか、どんな対話にするのか、小説を書くときも対話文は難しいですけど、意味があることとか、前の文章からつないでいくだけでも面白くありません。そうじゃなく、次には、その時にしかあらわれない、即興の、でも綿密に、緻密に、自己批判した結果出てくる、それでも素直な言葉です。ここもディアローグのドゥルーズによるボブ・ディラン評に近い言葉ですね。しかも、ディアローグ、って対話って意味じゃないですか！　今、書きながらびっくりしてしまいました。今、それを書き写そうと本棚を見たら、ドゥルーズの本は全部揃っているのに、ディアローグだけないんですよ。どうしてですかね。こういう即興的損失も僕は大好きです。何か意味があるんです。つまり、今日の手紙は長すぎるってことです。とにかく対話じゃなくて、創造としか思っていないってことだと思います。僕は治療しているつもりもありません。対話もしない議論もしない反論もしない、創造はする。対話することを創造であると認識していた時代はあったのでしょうか。僕はそう思ってます。そして、病気と呼ばれるものもほとんどが言語の病です。病名がつけられるのも言葉です。言葉を解くのが創造です。

　そういう意味ではオーダーメイドではありますね。その人にその瞬間に即興的に、それでも準備に準備を重ねた上での即興だと思ってます、でも僕は練習はしません、好きなものを好きに偶然的に研究してます。それによって、その人のための歌を創造する、というような感じでしょうか。尚更技術の伝達が難しいじゃないかと言われそうな気がしますけど、そういったものしか伝承できないのだ、と僕の友人たちなら言いそうです。

その人の本当の欲望を創造する。面白いですね。そんなこと考えたこともありませんでした。そういったことを國分さんも熊谷さんもされているのですか！　それは驚きです。どういったことをされているのか知りたいくらいです。僕はほとんど人と対話していませんから、最近の動きがわかりません。なので、こうやって時々、知性を駆使している環さんのような人に会うと、自分も捨てたもんじゃないと強く思えるので、ほんと救いになってます。ありがとうございます。

今回も面白かったです。一万五千字も書いてしまいました。執筆は四時間半かかりました。

それではお返事ゆっくり待ってます。一ヶ月先でも二ヶ月先でもご心配なく穏やかに書いてください。

まるでカフカの手紙ですね、僕の手紙は。

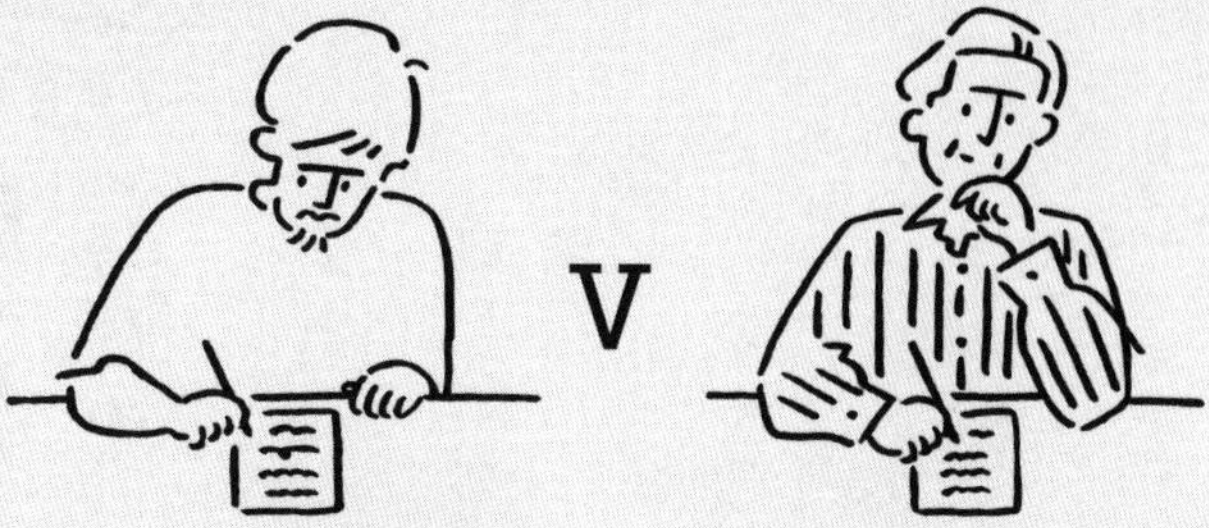

V

流れ／意欲

第九信　斎藤環⇩坂口恭平様

「所有欲」について、どう考えていますか？

2021年4月19日

今回の手紙も非常に面白く刺激的でした。いつも感心しますが、恭平さんの文章はすごく読みやすくて、にもかかわらず内容がめっちゃ濃いですね。情報量が多い、というよりも、未知のアイディアや発想が不意に出て来るのでそう感じるんでしょう。良くわからなくても面白いのでつるつる読めてしまう、という特異な文体で、これも唯一無二のものでしょう。長年の研鑽（とは思っていないかもしれませんが）の賜物ですね。膨大な量の文章を書きながらマンネリや自己模倣にならないのも、たぶん「依頼されて書く」ことをしないためかもしれません。ちなみに私は、最近になるまで依頼された文章しか書いたことがありませんでした。コロナ禍になって「ｎｏｔｅ」とかで自発的に書きはじめてみましたが、確かに公開を前提とした「依頼されない文章」を書くのは楽しいですね。アイディアも沢山出てきます。つまり私の中に「流れ」が生まれていきます。

率直に言えば、この往復書簡の目論見として「病跡学」的な関心もありました。恭平さんのあまりにも特異な創造性を、精神医学の知見を活かして分析できないか。これまでのところ、少なくとも従来の、既存の知識や理論に還元するタイプの分析はかなり分が悪いことはわかりました。恭平さんは「当事者」ですが、ご自分で工夫をして医療に頼らずに回復に持ち込んでしまったので、そもそも医療が専門家目線で何か言える立場にはありません。たとえ診断的には双極性障害が該当するとしても、これまで精神病理学者が述べてきた知見とは異なる点があまりにも多い、ということもあります。

ちょっと変な話をしますが、これまでの病跡学の伝統では、本当に創造的なことをするのは統合失調症圏の天才、という暗黙の了解があったんですね。気分障害、つまりうつ病や双極性障害の人は、基本的に創造性に乏しい、という根強い偏見がありました（宮本忠雄さんという病跡学の大家がそのように書いています）。統合失調症圏内の天才といえば、文学ならカフカやジョイス、ベケット、絵画ならムンク、ベーコン、映画ならディヴィッド・リンチ、音楽ならマーラー、などがこの系譜に含まれます。あと近年では発達障害系も人気があって、いわゆるサヴァンとかギフテッドですね。ヴィトゲンシュタインとかルイス・キャロルなどがそうだったのではないかと推定されています。思想家では――恭平さんも好きな――ドゥルーズが有名ですが、こちらは本人が病気というよりも、思想のモデルに統合失調症を使ったという意味ですね。最近ではこのモデルは発達障害のほうにあてはまるのではないか、とも言われています（私は必ずしも同意しませんが）。

私はずっとこの「偏見」に疑問がありました。たしかにここに列挙した人々の作品は素晴らしいし革命的でもあります。でも率直に言えば、表現のレンジはそれほど広くない。気分障害に近い天才の方が、より総合性の高い創造をなしえたのではないか。こちらの圏内では、まず筆頭にゲーテがいます。うつ病で猟銃自殺したヘミングウェイもいます（双極性障害説もありますが）。宮崎駿もこの領域の天才であろうと私は考えています。彼らはいずれも大衆性と作家性を兼ね備えた、間口の広さと深い普遍性をあわせ持っていて、生産性もきわめて高い。病跡学者は統合失調症が大好きな人が多いせいか、気分障害圏の天才には冷たい印象がありますが、それはかなりアンフェアな態度だと思っています。

恭平さんは双極性障害の当事者ですが、その創造性のありようはきわめて特異だと思います。一般に気分障害は「同調の病」と言われていて、もともと社交的な常識人が多いとされています。より正確には、社交能力が高く常識を理解している人、ということです。ここまではまあ、それほど外れていない。妙なことを言うようですが、私には恭平さんがそういう人に見えているからです。

社交スキルが高いことは前回の手紙でも認められてましたよね。さらに言えば恭平さんは常識人です。まっとうな常識がなければ、他人からの相談には応じられないでしょう。確かに恭平さんの行動は時に型破りで、話す内容もぶっ飛んでいる（失礼！）。そう考える人もいるでしょう。でも『独立国家のつくりかた』などが典型ですが、制度やシステムの空隙を衝くような戦略は、高度な常識なしでは不可能でしょう。恭平さんの行動は、常識を知悉《ちしつ》した上でそれを打破する、というよりは、うまいことスキ間を突くようなものが多いのではないでしょうか。前の手紙にあった「やりくりする」知恵こそが、常識人のなによりの証でしょう。だから恭平さんは反社会にはならない。遵法闘争……とも違いますね。面従腹背の巧妙なるゲリラ戦という感じでしょうか。

あと一点言えることは、恭平さんの好きな作家は統合失調症圏が多い、ということです。カフカ、ベケット、アルトーなどはそのまま病跡学者が何度も論じてきた作家たちです。一部にせよ彼らの作品に励まされたり刺激を受けたりしているところを見ると、恭平さんはあくまでも双極性障害当事者として、彼ら統合失調症圏の作家を創造的に〝誤読〟することで刺激やヒントを受けとっているのかな、とすら思えます。〝誤読〟と書きましたが、実はこれこそが、彼らの最も正しい「読み方」なのかもしれません。ドゥルーズがヒュームやフーコーを伝統的な読みには従わずに読んで、一種の誤読から新しい概念を創造し続けたように。

「アールブリュットは飽きる」というのは、実は同感です。ダーガー、ヴェルフリをはじめ例外的な作家もいますが、大半のアールブリュット作品は、最初のインパクトが過ぎてしまうと、飽きてしまうことが多いと思います。ところが、恭平さんの絵については飽きるということがない。「批評と臨床」ということでしたが、自身の作品に対する批評的視点があるから進化し続けられるわけですね。アウトサイダーの作品は、この批評と進化という点がかなり弱いものが多いように思います。閉鎖的な環境（閉鎖病棟などの施設）で、モノローグ的に制作されることがほとんどであるため、対話的、批評的な視点を維持しにくいのかもしれません。

恭平さんの細密画は私も持っていますよ。二〇一六年の日本病跡学会のポスター用に描いてもらいましたよね。あれも好きな絵でした。でも、パステル画はそれ以上でした。恭平さんのパステル画はすごい。私はもともと風景画にあまり関心がなかったし、著名作家の作品であっても、九九・九％はまったく面白くも何ともありません。抽象画や人物画はともかく、風景画の存在に風景写真を超える意味をほぼ感じたことがありません。

例えばセザンヌのサント＝ヴィクトワール山とかは岡﨑乾二郎さんの解説の影響もあって、風景画というよりはより抽象絵画に近い鑑賞をしていたし、普通に風景画と言えば、印象派よりはコローとかのバルビゾン派のほうが好きです。

しかし私にとっての風景画の最高傑作は、ずっと岸田劉生の「切通之写生」なんですよね。恭平さんのパステル画はあれに近い衝撃があった。まだ絵画にはこんなことができるんだ、と驚かされました。恭平さんの絵は、畑仕事の合間にiPhoneで撮った写真を見て描いているそうですが、描画を通じて風景を観るという悦びが溢れています。それがツイッターの小さい画像を通じてすら伝わってくる。日本人は「アートと言えば印象派」と思っていると喝破した批評家がいて、ごもっとも、と思いましたが、恭平さんの絵は限りなく写実でありながらテイストはなぜか印象派っぽい気がします。ともあれ、多くの人がここに絵を見る悦びを感じたからこそ、恭平さんのパステル画はすぐ売約済みになるし、画集『Pastel』は画集としては異例なほどに——部数は公表されていませんが間違いないでしょう——売れたのではないでしょうか。

恭平さんは自分のパステル画の自己評価は低いと言うけれど、今あの絵くらい人を惹きつける風景画がどれだけあるでしょうか。私は二〇〇〇年代に『美術手帖』で二年間ほど連載を持っていて、あの時期はけっこう色んな展覧会に行きました。筑波大学には芸術専門学群もあるのですが、二〇一六年の文化庁委託事業「FINE ART／UNIVERSITY SELECTION」では身の程知らずにも審査員を務めたこともあります。今は風景画を描く人はほとんどいないし、恭平さんのような――素直な？――風景画はきわめてまれです（あ、「公募展」系とかは別ですが・笑）。恭平さんは「本当にすごい表現者」を知っていると言うけれど、例えば風景画の師匠とかはいるんでしょうか？どうも存命中の画家ではいないんじゃないか、という気がしてなりません。それはともかく「坂口恭平」の名前は、一連のパステル画だけでも歴史に残るんじゃないかと私は考えています。恭平さんとしては、ちょっと不本意かもしれませんが。

ところで、恭平さんの文章とパステル画にはいろんな共通点があるような気がしています。唯一無二の個性があるのに、あまり「主張」や「作家性」みたいなものを感じない。ほとんど認知的不協和です。だって普通は「個性」＝「作家性」と思うじゃないですか。なのに、そういう印象が極めて薄い。これは何なんでしょうね。「坂口恭平らしさ」というものがまだ全然つかめた気がしない。そんなふうに言われたこと、ありませんか？

そこで「風通しの良さ」についてです。これも間違いなく恭平さんの美質であり特質でしょう。ここで大いに参考にしたいのが、最新刊の『お金の学校』（晶文社・二〇二一年二月刊）なんです。往復書簡って、基本的にはいただいた手紙へのレスポンスという緩い縛りがあると思うんですが、この本があまりにも面白かったので、ちょっと反則ですが、その話題に触れたいと思います。

『お金の学校』は、ものすごく面白い「企画書」でしたが、この本のキーワードが「流れ」ですよね。まさに「風通し」です。経済学で言うストックとフローで言えばフローに近いのでしょうが、たぶんそれとも少し違う。もっと抽象的なレベルでのエネルギーや情報の流れ。この本では一貫して、こうした流れを止めないことが推奨されています。それが経済である、と。交換様式とか価値形態とかいった旧弊な言葉では説明できない「理論」ですね。マクロ経済学ならぬ、スピリチュアル経済学というか。恭平さんの理論は、いのっちの電話がそうであるように、常に実践と成果の裏付けがあるので、いっけん破天荒に見えても破綻が少ない。このあたりに私は恭平さんの「常識人」や「循環気質」を感じます。

一般に循環気質の人は、浅田彰さんの「スキゾとパラノ」で言えばパラノ、すなわち社会的地位や業績の積み上げや蓄財に固執するとされています。恭平さんにはこちらの側面は乏しいように見えます。貯金が好きとは書いていますが、それはあくまで「流れを止めないため」ですよね。じゃあスキゾなのかと言えば、それも少し違う。どんどん位置を変えていくところはそれに近いとも言えますが、日課はきちんと守るし休日なしのワーカホリックだし、畑仕事もずっと続けていますよね。定住型の農耕民のような生活を基本として、絵とか水墨画とか音楽とか無造作に活動領域を広げていくあたりは、スキゾとも言い切れない不思議なスタンスです。一つの仕事だけに専念しないで、どんどん活動分野を変えていくというのは、もちろん器用さもあるのでしょうが、それだけとは思えない。やはり「流れていく」ことを大切にしているからではないでしょうか。

私もこれまで、診療場面では多くの患者さん、批評関係ではいろんな著名人とも会ってきましたが、わかりにくい、つまり類型化のしにくさでいえば恭平さんがダントツなんですよ。僕は精神科医なので、気になった人についてはつい気質分類とかしたくなるんですけど、恭平さんについてはそれがきわめて難しい。循環気質がベースなのは間違いないと思うんですが、はまらない要素が多すぎて混乱してしまいます。恭平さんがつねづね書いているように、いろんな人格が潜在しているせいかもしれませんね。でも、単なる多重人格なら、やっぱり「流れ」は止まってしまうと思います。というか、流れているように見えて、堂々巡りのループにはまってしまうでしょう。少なくとも臨床上はそうです。

前回の手紙で「僕は美術家でも作家でも音楽家でもないと思ってます。電話相談員でもないと思います」とありました。自己規定は流れを停滞させますよね。人間関係も、それが固定しかかると窮屈に感ずるとのことでした。コロナ禍は平気でも、みんなが慣れてくると調子をくずしやすくなる。社会の波が安定してくると、恭平さんの波は大きくなる。こうしてみると「流れ」というのは周囲との関係で決まる要素も大きいのかな、と思えます。

「流れ」という発想は、いま私がやっている対話実践と良く似ています。「流れを止めないこと」と「対話をやめないこと」はかなり近いのではないか。確かに「流れ」が停滞すると、病気は悪化するように思います。ひきこもりが典型ですが、自分自身で内面や生活に「流れ」を作れない人がひきこもると、欲望も活動もあらゆることが停滞して自分自身を苦しめるようになります。ネガティブなパワーというのは、自分自身をネガティブな自問自答の中に閉じ込めてしまうような抑圧になりますね。だから私は、今のままでできそうな活動を勧めたり、他人との交流を勧めたりするわけです。恭平さんのいのっちの電話も、その人の流れが淀まないように助けているという側面はありませんか。その人の長所を見つけること、得意なことを見つけることってそういうことですよね。どうすればその人の中に「流れ」を呼び起こせるか。「長所」や「得意」はその突破口になる。

病気をこの「流れ」の比喩で考えるとなかなか面白い。一般にうつ病などは流れが停滞する病気と言えますが、双極性障害はどうか。躁状態というのは表面的な行動はどんどん流れているし本人も流れているつもりだけど、心はまったく流れていないような状態かもしれませんね。境界性パーソナリティは行動も心もどんどん流れているけど、何度も同じところに戻ってくるようなループの中に生きている。トラウマが絡む病気はだいたいそういうところがあって、流れているようでループ化しやすい。依存症もループですが、こちらは流れるプールに自分からはまり込んで出てこられないようなイメージです。

では統合失調症はどうか。流れの比喩で言えば、食洗機や洗濯機に近いです。内界にものすごい密度の流れが荒れ狂っているのに、外からおおむね静止して見える。そんなイメージです。だから対話を繰り返して、内界の流れを外界にうまく誘導できれば回復が起きる。

恭平さんからのヒントで、私の治療姿勢にも新しい要素が加わった気がします。どうすれば良い「流れ」を生み出せるかを考えながら治療をする。議論や説得、アドバイスが治療を妨げるのは、流れを止めちゃうからなんですよね。ここで「気の流れ」とか言っちゃうとヤバいので（笑）、あくまで多義性を持たせた意味での「流れ」としておきます。もちろん、ただ流れていれば良い、というわけではないのですが、「流れ」のイメージをより膨らませる方向で患者との対話に臨むことは、おそらくプラスの影響があるでしょう。

では「流れ」の対義語とは何か。もちろん「停滞」とか「滞留」になるのでしょうが、私のイメージでは「所有」となります。実は私の中にも、恭平さんのような生活への憧れが多分にあります。では、なぜそれが難しいのか。私自身の立ち位置、仕事、業績、家族をはじめとする人間関係、そうしたものへの配慮、言い換えるなら執着があるからです。それを突き詰めれば「所有欲」となります。フロイトによれば「持ちたい」すなわち所有欲は、最も根源的な欲望とされますが、恭平さんにはそれがひどく希薄に見える。そこで最後の質問です。恭平さん自身は、ご自分の「所有欲」についてどう考えていますか？　また、そのことと「流れ」はどのような関係にあるのでしょうか？

第一〇信

坂口恭平⇩斎藤環様

創造するという行為が、至上の愛よりも強い喜びです

2021年4月20日

環さんへ

環さんが、細やかに受け取ってくれるので、どんどん書きたくなります。というわけで、今日もさっそくお手紙が届いた翌日にこうして返事書いてます。

良くわからなくても面白いので読めてしまう、というのは嬉しい反応です。僕自体もわからないまんまに書いているところがあります。僕自身、こういうことを書こうと頭の中で構成したり、下書きしたりすることができないので、というよりもそれだとうまくいかないです。うまくいく時は、いつも即興です。というか、即興じゃない時はない

わけです。だから即興ではないのかもしれません。その、時間、のようなものが大事なのです。

今、僕はこの手紙を書いているのですが、この手紙を書いている時だけの、時間、が存在しているはずで、その時間と一緒にいる、ということが、僕の中の言葉では、素直でいる、という感触なのです。この時間にしか存在しない、思考がいる、思考という空間がある、思考という時間が流れている。そこに身を委ねて、駆け回る、という感じでしょうか。こんなふうに、この思考という時空間のことを、言葉にするのも、今が生まれて初めてなわけです。でも、言葉にはしていないが、感触としてはずっと体の中にあるわけですから、即興というよりも、そこに目が向かった、風景を見ていることに近いのかもしれません。だから、書くネタがない、という経験がこれまでないんです。僕には鬱はありましたが、ライターズブロックというものは一度もありません。今日一日、何も書けずに、苦しんだという経験がありません。

風景はどこにでもあります。もちろん目が向かないということはあります。でも風景なので、顔をどちらかに向けたら、必ず目の中に入ってくるんです。その目は、思考の時空を発見するための目ということです。書けないと思う日は決まってます。依頼されて書くときです。今日は写生大会の日だから、と行って外に連れ出されて、このお寺の絵を描きなさいと言われている時です。それでもお寺の裏の電柱がかっこいいということを見つけ出して、その電柱を描くんだと思います。連載原稿でやっているのは、そういう感じです。ちなみに、写生大会で電柱を描いたのは、小学四年生の時の写生大会でした。あれが今のパステル画につながっていると思ってます。

しかし僕は、あれがあるから今がある、という風には考えません。僕は、そのような繋がりをあんまり感じられないみたいです。これだけ努力してきたから、今がある、とは考えません。記憶もまた、僕という人間を構成しているもの、ではなく、風景として見ているような気がします。同時に知恵の輪をしているような気もしてます。もしかして、あの時の経験と今の状態がつながっているのではないか、僕はいつもそんな発見を見つけ出したいと祈りながら生きているところがあります。僕の中ではわからないことだらけです。でも、それは不安ではありません。わからなかろうが、そこに風景として存在しているからです。あとは発見をすればいいんです。子供の時の、曲がりくねった小道を冒険しているのと変わりません。いつもその小道には、面白いものがありました。それはみんなも経験済みなはずです。だからこそ僕は下書きをしない、構成をしないわけです。下書きや構成は学校の遠足のようなもので、決められたルートを歩くだけです。学校の遠足の時、風景の記憶はほぼゼロです。でも、クラスのみんなと行くわけで、好きな女の子と並んで歩けるという利点はあります。冒険の喜びはゼロですが、関係という別の喜びを見つけ出せます。それが依頼された仕事で僕が求めていることです。

下書き、構成、作る前に煩悶する。そんな作業が僕にはまったくないのですが、執筆の時だけではありません。絵を描くときも、歌を作るときも同じです。パステル画はどの風景を描くかも、アトリエの作業台に座ってからｉＰｈｏｎｅを開いて、探します。そして紙の上に一気に描きます。いのっちの電話をしながら描きます。下書きもしませんし、しかも描く時間も一時間かかりません。描き終わりを決めることに迷ったこともありません。洗練させていくことに興味がありません。その時空でやれることにしか関心がないんです。そんなわけで、写生を実際にやったらいいんじゃないかと思って、ｉＰｈｏｎｅで写真を撮影するんじゃなくて、画板とパステルを持って、外に出て行ってみたんですが、そうすると今度は、外に画材を持っていくという作業が、僕の中では違和感があって、うまく風景が描けなかったです。描きたいと思う風景は、とにかく身軽でないと見つけ出せません。歩いているだけではダメで、車で畑に向かっているときじゃないとダメみたいです。とにかく意識して作ろうとすると、途端に全部が嘘臭くなります。そうなると面白くないので、作ろうと思えません。やっぱりたまたま風景を見つけ出して、ｉＰｈｏｎｅで撮影して、それをアトリエで一瞬で絵にするっていうのが、僕の生活にとっては自然で、それが僕の外の風景と脳内の風景を同時に浮かび上がらせる、楽しい作業のようです。

歌もそうです。僕は歌詞を先に書くこともありませんし、曲だけ先に作るということもできません。歌は同時です。歌詞もその場で即興で作らないと全部うそになっちゃいます。これもさっきの絵に似てますが、歌詞が、つまり、外の風景ってことなのかもしれません。そして曲が脳内の風景なのかも。しかも入れ子状になってまして、歌詞の中でも、外の風景と脳内の風景を同時に抽出するということをしたりします。別に分ける必要はないですね。どちらも僕にとっては風景なんですね。脳内の風景を極限まで見ようと長い冒険をしたものが僕の作品で言えば『現実宿り』をはじめとする鬱期に書いた長編小説。素直にありのままの風景を描いたものがパステル画なのでしょうか。歌だと、素直な歌詞と素朴な曲調ばかり作ってますが、外側と内側の二つの風景を同居させることができるので、僕にとっては精神と制作のどちらの調整役としても大事な存在です。

このあたりは、もっと突き詰めたいところですが、今、一本の電話がかかってきました。

身寄りのない一九歳の女の子のようです。両親は二人とも家からいなくなったようで、兄も出て行ったようです。彼女は電車の整備士をやっていて、誰もいなくなった家に一人で住んでいる。七〇代の祖父母とは少し関係があるようですが、基本的に孤独に生きている。もう生きられないと彼女は言いました。友達もほとんどいないようです。何か好きなことはあるか、と聞いても、ないと言います。でも、僕は、その子が詩を書いている風景が見えたので、それを伝えました。彼女は黙っている。

絵を描くのは好きかな、と聞いても、描けません、と言う。音楽はどうかなと聞いても、全然聞かないと言う。文章と美術と音楽、どれが一番、ましかな？ と聞くと、文章と言います。小説、詩、エッセイ、どれが一番マシかな？ と聞くと、エッセイと言いました。なんだ作家になりたいんじゃん、作家になりたいと思ったことある？ と聞くと、ない、と言います。やってみようよ、おれの頭に書いている姿が浮かんじゃったからやってみてよ、と伝えました。エッセイを書くというので、そうすると、彼女の辛い話ばかりが出てくる可能性があります。そこで、僕は自分が鬱の時の執筆の様子を伝えることにしました。もう生きられない、という文章がやっぱり先に出てきます。そして、なかなか消えません。でもそればかり書いていると面白くなくなってきます。そこで、僕は、電話している今、僕の目玉の半分は外を見ている、アトリエにいるので、アトリエのキッチンが見えているということを伝えつつ、では、目玉のもう半分はどんな内側の風景を覗いているのかを伝えました。草が茂っている、小川が流れている。大きな木が生えている、天井みたいに、葉っぱで空も見えない、でも夜ではない、人間は一人もいない、動物はいるような気がする。その場所にいる僕は鹿のことを想像はするが、鹿の目は頭に浮かんでいるが、鹿は実際にはいない、でも、ガサガサと草むらを歩いているような音はする、それが今、実際に見えている内側の風景なんだけど、つまらないと思ったら、この内側の風景もエッセイの中に入れてみて、と言いました。エッセイの語源は、実験、試行、ってことだから、ただ自分のことを書くんじゃなくて、かと言って、実験小説を書けばいいってわけでもなくて、文字通りの実験、試験管を使って、化学実験しているような感触で、言葉を使って、自分の思考の実験をしてみたら、面白い楽しい化学反応、新しい発見なんかがあるかもしれないよと言うと、少しだけ楽しそう、と彼女は言いました。ここ最近、楽しいことって他にあったの？　と聞くと、ないと言います。最近、嬉しいことあったのかと聞くと、まったくないと言いました。で、今は？　と聞くと、少し嬉しい、と言いました。

いままで読んだ本の中で好きな本はあるか、と聞くと、貴志祐介さんの『青の炎』と言いました。たまたまＫＡＤＯＫＡＷＡの編集者と会ったばかりだったので、僕は担当編集者調べておくよと伝えました。そして、本を書きなさいと伝えました。毎週一回、書いたものを僕に送るように言うと、素直に送ると言ってくれました。八万字書いたら、その編集者に僕が送ってあげるよ、と伝えました。それでもう無理となったら、死んでもいいんじゃないかな、と僕は言いました。でも、それまではとにかく書いて、僕に送ってくれとメールアドレスを教えました。彼女は、そしてお礼を言ってくれて、電話を切りました。彼女は作家にならなくても、電車の整備士をやっていても、いいんです。ずっと書いて、書いたものを送る人さえいれば、作家は死ぬまで書き続けるんだと僕は思ってます。

僕の原稿が、マンネリや自己模倣になっていないとすれば、それはとても嬉しいことです。同時に、僕はそのことを心配にも思っていないところがあります。写生大会に連れていかれると、電柱を探し続けるのが疲れてくるので、自己模倣に入っていくわけですね。毎回、電柱を迷わず描くようになる。これが自己模倣なのではないかと僕は感じてます。一度、褒められるとついそれをやりたくなります。でもそれはいつだって面白くないんです。面白いことは、自己模倣にならないのかもしれません。ジャコメッティだって、ずっと一見同じようなことに向かって行ってます。でも、それは自己模倣とは言われない。ベーコンだってそうです。面白さを感じて、そのまま突き進んでいく。むしろ、自己模倣をやり通してその先に行く。それは僕の得意分野でもあります。だって、面白くないとすぐに鬱になるわけですから。鬱のおかげです。鬱とは、面白くないことをやっているよ、というアラート機能です。長年の研鑽であるとは思ってはいないですが、今では僕は、内側の世界だってどこまでも歩いていって風景を見よう、と決めてます。内側の世界だって、外側の風景だって、いつも、その瞬間の時空は違う顔です。毎秒毎秒、まったく別の世界が湧き出てます。パステルで風景を描いていくことで、季節の移り変わり、雲の変化、太陽の変化を身をもって経験したことが大きいです。同じ風景でも何枚も別の新しい絵が描けます。

病跡学とはつまり、解剖学なわけで、それはつまり、死体を観察するということなのかもしれません。でも僕は死体には関心がなく、やっぱりいつも生体反応こそが好きなのです。胃が調子が悪くて、動きが悪い時は、当然のように自然と近くの小腸が胃の代わりをするから下痢になるわけですが、そういったことは解剖学では学べない。病跡学もそういうことではないか、と。もちろん、何かの参考にはなるかもしれないが、それは常に参考にしかならず、人生は構成も下書きもありませんから、いつも生体反応しかないわけで、植物は絶対に枯れないと念じて、畑に向かえば、どれだけ枯れそうな植物でも、ちゃんと息を吹き返します。こういったことが精神論ではなく、現実なんだ、ということを僕は感じているから、その思考の時空だけを頼りに生きて、書いているのだし、そういう意味での、病跡ではなく、生体病状学、生体健康学のようなものは存在するのではないかと思いますし、僕が作品を通じて、伝えようとしていることもそういうことなのではないかと考えてます。だからこそ、この環さんの観察、的確な批評であるお手紙が、僕を触発するのです。

確かに、僕は分裂人と思える作家たちの作品が好きなのかもしれません。一方、サヴァンのような人の作品はなかなか体の中に入ってこない感触があります。分裂している作家たちの作品は常に僕を触発します。なんというか、地図を広げてくれる、というのか、風景発見機のようなところがあります。人生のモデルではなく、躁鬱人だけでは気づけない風景の発見が、分裂人たちは得意なのです。人生のモデルではなく、伴走者という感じです。活と僕の生活は違います。人生のお手本にも、作品を作る上でのお手本にもしていません。とにかく徹底して、風景の発見を手伝ってくれるのが分裂人たちの作品なのです。彼らの生リンチもジョイスもベケットもベーコンも、僕の人生、生活を豊かにしてくれる、高性能のカメラであり、僕の価値観では作り出すことができない、スクリーンやハードディスクのような感じです。Ａｐｐｌｅ製品のような感じもあるかもしれません。

人生のモデルとしては、やはり僕は躁鬱人を参考にしているのかもしれません。ワイマールでゲーテが設計した公園を歩きましたが、その公園を歩くだけで、彼が置き手紙のように、公園の細部にメッセージを設計の中に含んでいることを感じました。私のように生きてみたらと勝手にゲーテが言っているように勘違いしました。小説も、エッセイも、論文も、役人にもなれるところもいいなあと思ってます。ヘミングウェイとかマーク・トウェインとかも大好きです、人間的には。ただ作品は一つも頭に入ってきません。ゲーテも。宮崎駿作品はどうか。大体観てますが、『風の谷のナウシカ』は観たことがありません。漫画版も持っているのに、一切頭に入ってきません。村上春樹さんも勝手に近いとは思ってます。でも小説は、『世界の終り～』以外はまったく頭に入りません。でも宮崎駿の『出発点』という本の文章、村上春樹のエッセイ、は入ってきます。人生モデルとして、湧き水みたいに飲んでます。夏目漱石も作品は読めないのに、人生のモデルとしては入ってきます。熊楠が好きですが、でも人生のモデルではないようです。

環さんもおっしゃる通り、僕は社交的な常識人です。僕は自分の思考が、ありえないことを発想する人間だとは一ミリも思っていません。やっていることも型破りだと言われますが、そうではなく、ただ素直にやりたいようにやる、合理性に対しても素直すぎる、そもそも金にならないことはまったくやる気が起きません。ひたすら自分が好きなことに夢中になって、彫り物をするとか、編み物をするとか、頭に浮かんでいる異常な世界をひたすら絵に描き続ける、みたいなことはできません。作り上げたら、即座な反応が必要です。そして、ある程度、売れないとやる気になりません。人からぶっ飛んでいると思われるのは、極度に素直さを表現しているからだと思いますが、もちろん、それは自然な僕の思考回路ではあるのですが、それが、いわゆる「ウケる」ということも知った上で行動しているはずです。もっと言うと、それが金になるということもわかっているに違いありません。でも、だからと言って、演技しているわけではない、そのような素直さが自分のどこにあるのかを、徹底的に探し、発見し、それを抽出し、人に見せている。だからこそ、二〇〇四年のデビューから、今年で一八年目ですが、続けてこられているんだと思います。二〇〇四年のときから、年収を僕は常に確認してます。金なんか関係なく行動しているわけではもともとありません。どうやったら、生き延びられるのかばかり考えてましたから。そんなことをほっといて、作品だけを作りたいと思っている人間ではありません。そういう意味でも、ヘミングウェイ、マーク・トウェイン、漱石、駿、春樹、は気になります。画家だとやっぱりピカソです。岡本太郎の作品にはまったく関心がありませんが、存在の仕方には関心があります。歌はやっぱりビートルズなんです。ジョン・レノンです。ミーハーと言われればそうですし、単細胞だなとも思います。だからこそ、分裂人をエッセンスとして、取り入れていくんだと思います。ミーハーで誰でも知っているのに、作品も大量に売れているのに、どこまでも深く読むこともできる、いつの時代でも読み返されていく、みたいな人が好きです。マーク・トウェインと漱石みたいな存在になりたいようです。でもどちらも作品を僕は一切読んだことがないんです。『千のプラトー』以上に読めた本はありません。それくらい僕はなかなか他人の作品を体に取り入れることが苦手です。でも存在の仕方ということはいつも、作品以上に思考してます。僕の作品はたいしたことないと自分では感じてます。それでも存在の仕方が、今までにないようなものになっていればいい、と思っているようです。僕の中で、文章、音楽、美術、工芸、福祉、などあらゆる方面に手を伸ばしながら、みんなから愛されている、みたいな人がいて、その人が体の中で活躍してます。でもその人も内側の風景と同じように、いつも目を向けると、また広がっていくし、新しい発見をします。そのような人って、日本ではいたのかなあと思います。一休和尚は近かったりしないのかなぁ、とか、思いますが、一休のことはあんまり知りません。

魯山人にも憧れますが、あそこまで徹底できないし、もう少し柔らかい人生の方がいいなぁと思ってます。空海さんにも惹かれるところはあるが、やはり僕の人生のモデルとしてはあり得ないかな、彼も分裂人のような気がします。僕の印象にすぎませんが、春樹さんはこもりすぎで、駿さんは近くの部下に対して厳しすぎです。漱石はエリートから抜け出せていません。もっと柔らかく穏やかで、かといって篭らずに、みんなと仲良く触れて過ごしたいんです。そう考えると、なかなか、本当に完全な人生のモデル、というといないようです。孫悟空とか、漫画の中には時々いるんですが。と言いつつ、自分のことは面白いところはあるものの、凡庸だなといつも思ってしまいます。でもそれで鬱になることはもうなくなったみたいです。凡庸でいいんじゃないかと、最近は体がどんどん楽になってきてます。歳をとったということなのかもしれません。

僕のパステル画に興味を持ってくれて、とても嬉しいです。僕としても、ただの風景画ではないような気はしているのですが、でもやっぱりダ・ヴィンチとかニコラ・プッサンとか観ると、ガックリはします。コローも最近知りました。人物画にはまったく反応しないのですが、風景画は好きなものがたくさんあるし、何より、奥行きがありますね。岸田劉生の切り通しの坂は、僕も高校生くらいの時に、美術の教科書で観て、ずっと脳裏に残ってます。僕は大学生の時は佐伯祐三が好きでした。でも日本人の画家はほとんど体の中には入ってこないみたいです。現存の現代美術の作家で今もずっと気になる人はいないかもしれません。でも展覧会は好きで、よく観にいきますし、絵を見たら、いい絵だな、とは思います。作品自体の参考にはまったくしていないと思います。大学生の時は、大竹伸朗《しんろう》さんが好きでしたし、大竹さんのいろんなメディアで活動するという方法論はとても参考になっていると思います。模倣もたくさんしました。でも風景画の直接の師匠はいませんね。どちらかというと、写真家に関心があるかもしれません。誰か一人、みたいな感じでずっと研究している写真家がいるわけではないのですが、写真作品として、僕はもともと風景の写真を撮影していたことがあります。でも、写真表現だと何かちょっと物足りなくて、写真を額装して展示する、みたいなこともやってはみたかったし、それこそ、第一作の0円ハウスは写真作品なわけですが、どちらかというと、パステルで現像、プリントをしているような感じがあります。

僕が毎日、絵を描くきっかけになったのは、山口にお住まいの田上允克《たがみまさかつ》さんという画家と出会ったことが大きいです。田上さんは、今年七七歳になる方でほとんど無名といってもいいのですが、毎日七、八枚の絵を五〇年近く描き続けているのですが、彼からは、日課として、死ぬまで絵を描き続ける、という態度を教わりました。あとは僕が0

円ハウスを本にする時に、リトルモアに持っていく前に持ち込んだ、当時、デザイナーで今は画家である角田《つのだ》純さんには、今、毎日、描いたパステルを見てもらってます。角田さんは本当に作品を観る目がすごくて参考になってます。僕よりも素直な、素直の達人でもあります。

主張や作家性をほとんど感じない、というのはなんなのでしょうね。僕もそんな感じはしてます。でも編集者や美術のキュレイター、レコード会社の人から、もっと主張を、とか、もっと作家性を出していかないと、とか言われたことがこれまで一度もないかもしれません。むしろ、そのままでいいよ、と言われて育ってきたので、僕も変に自分なりの色を出さないと、とは思ったことがないです。それは今、さらに強くなっているかもしれません。自分のトレードマークのようなものを作るのは、個性を剥き出しにするのは、ちょっと野暮だなと思っているくらいです。それよりも、自分が感じたこと、それこそ、その思考の時空と触れた瞬間のまんまを、できるだけ、そのままに、手をつけずに、出す技術が高まっているような気はしてます。自分でも、変な「意識」が入っているとすぐわかりますので、意識を見つけると、雑草を抜くくらいの、僕の畑は雑草は適当に生えてますから、それくらいの適当さで、意識を取ります。あとは、その瞬間に注意します。その瞬間にしかできないことを、即興ではなく、周到な準備をして、でも構成をせず、下書きもせず、焦らず、時間をゆったりと感じ、でも早く、一瞬のうちに出してみたいんです。できているのかはわかりませんが、そういうやり方が好きです。僕は美術の世界でも文学の世界でも音楽の世界でも批評を受けたことはほとんどありませんが、でも、僕らしさ、というものが自分でないとは思っていません。その逆で、僕は僕らしさというものを理解していると感じているようです。そして、僕の作品を世に出すために協力してくれる仲間たちも同じように、僕らしさ、というものを深く理解してくれているような実感が僕にはあります。みんなが、なんの心配もいらないと言ってくれるので、このまますくすく育てばいいんだ、だからこそ、毎日、努力しようと思ってます。努力というよりも、楽しく、毎日、作り続ければいいんだよ、とよく近い人は言ってくれます。自分のことはわからないのに、あなたのことはよくわかるとよく言われます。仲間内ではありますが、みんなは僕らしさについてよくわかっているようです。それで僕はいつも人に教えてもらって、それを自分の長所と思うようにしてます。僕は自分の長所には気づけません。というか、自分で気づくことには限界があるので、人に気づいてもらって、人から僕の自分の活かし方を教えてもらってます。いくつか教えてもらったら、その人よりももっと自分を活かせる方法を、当たり前ですが知っているので、そこまでやってもらったら、あとは自分でなんとかできます。これはいのっちの電話でやっていることでもあります。

だから、全然知らない人、離れた人からは僕らしさがわからないと言われるけど、近しい人からは一切言われたことがないんです。


『お金の学校』を面白く読んでくれてありがとうございます。こうやって、人がどうやって読んでくれているか、ってことが僕にとって最も大事なことなので、本当に心から嬉しいんです。人から意見をもらえるってことが。人の意見がそのまま僕の意見や創性だと思っているところもあります。僕はただのトンネルでしかない、というのがやはり一番適切かな、と。でも暗い、冷たい、人気のないトンネルではないと思ってます。楽しくて誰でも歩きたくなる世にも珍しいトンネルでは、あるはずだ、と。

スピリチュアル経済学、面白いです。確かに、僕の本は、お金の流れ、お金を流す、いわゆるフローみたいなことではなく、お金以外の流れも、お金のフローのように捉える、そういった、気や波などの、目に見えないものの中にある、お金に気づく、と言いますが、これも現実脱出論と同じような思考だとは思うのですが、やはりそこに現実を見つけ出す、という感じなのでしょうか。つくづく自分の本についての説明は下手です。すべてどんなことでも着地はする、ま、一冊書いているので、問題はないわけですが。

それが現実という実践ですので、どんなことをやっても実は破綻しない、と思っています。僕は基本的に知らないことに首を突っ込みません。矛盾しているようですが、できることしかやってませんし、むちゃは一つもしてませんし、地雷は絶対に踏まないように、策を練っているんだと思います。その時間が短く一瞬のように見えるから、直感的にやっている人だと思われている節がありますが、とにかく僕はやって実はダメだった、みたいな経験がほとんどないので、かなり考え込んで行動する人なんだと思います。家族の誰もそんなふうには思っていなくて、僕の認識はそんな気がする、ってだけなのですが。

社会的地位、業績の積み上げ、蓄財の件ですが、固執はしないのですが、もともとても得意なようです。そのことで困った経験がほとんどありません。別になくなっても、問題ないと思ってはいます。転校しても、それなりに、技術があるので、ちょこっとだけ目立つようなことをすると、うまく人が気づいてくれる、ということを経験で知っている、いや、転校したのは小学三年生なので、何となく、それだけは体質として知っているのかもしれません。単純に流れが「見えている」んだと思ってます。それは気のせいではないような気がします。かと言って、幽霊が見えるとか、霊感が強い、というのとも違う感じです。幻聴幻視があると勘違いされることもありますが、それでもありません。見えないものが見えたことは一度もありません。見えていないものを見えたと勘違いすることもありません。どちらかというと、剣術なんかをしている人の、殺気のようなものに近いのではないかと、僕は考えてます。空気を読むってことなんですかね。

僕の中で、ずっと流れているものがあります。ただそれを止めないようにしている、というよりも、誰が止めるなどと考えるだろうか、こんな心地よいものを、と思ってます。面白いからやっているだけで、そうやった方が当然楽しくなるに決まっていることだけをやっているんですが、そんな僕の思考は珍しいのでしょうか。僕は一切珍しいとは思っていませんし、それが特異な能力だとも思えません。だから自己評価は徹底して低いです。でも、まあ、凡庸だろうが、それなりに人は楽しんでくれるんだからそれでいいんだ、と思ってます。しかし、不思議なのは、僕に近い人たちは、読者の人たちみたいに、破天荒で常識破りの天才だ！　みたいな感じには絶対に言いませんが、それでも、何かの能力に気づいて驚いているような印象があります。

僕はいろんなことをやっていて、人にはそれは分裂しているように見えますが、近しい人は一切分裂しているとは思っていません。僕ももちろん、それらがつながっていることをわかってやってます。だからいわゆる「いろんなことをしている」わけではありません。音楽と文学にはつながっているものがあるし、もちろん絵画にもそれはありますし、具象と抽象とわけられるものでもありませんし、もっと大きな繋がりが、熊楠でいうところの曼陀羅的なものがあります。おそらく三次元的思考では文学と音楽と芸術は離れてますが、四次元的思考では一つの球体になっているでしょうし、その球体は今も僕の周りを内側をぐるぐると回りながら、苔むさずに転がり続けていると思うんです。そのイメージがあります。だから、僕は同じ一つの球体として、回転し、そして転がりながら、今も、新しい時空の地面を進んでいるような気がしてます。同じ場所では動いてません。でも僕はいつも同じ球体です。器用だからできるのではなく、一つにつながっているからそれは同時なことが当然なのであって、わけて思考するから、流れが止まるのであって、つまり、流れを生み出すのではなく、流れ、回転する運動の中に元から人間はいるのであって、そのことに人は気づいていないだけなのかもしれません。

そのために、三次元的類型化は困難なのかもしれません。

でも僕は故意にわかりにくくしているわけではありませんし、バンクシーみたいに名前を伏せているわけでも、春樹さんみたいにあまり人前に出ないでこもっているわけでもないし、ただのいつでもアクセスできるトンネルです。入場無料、身分も性別も年齢も学歴も関係なく、許可証も何もない、トンネルです。僕は小さい頃から、親が嫌がる変な人みたいな人の面白さとか優しさに気づくのが得意でしたし、親にも見た目で判断してはいけないと、小さい頃から注意してきました。家族だけを守るような人間ではいけないと母親に注意したこともあります。でもそれは良識でやったという感覚はありません。正義というのともちょっと違います。それが自然だと僕は思ったわけです。そして、何よりもそのほうが面白いじゃないか、と。見た目が変だからってだけで人を排除するのが間違いだと諭したいわけではなく、この見た目がちょっと変わった人は、実はこんなふうに興味深い人で、いろんなことを学ぶことができるんだよ、一緒に遊んだら楽しいんだよ、ちょっとくさいかもしれないけど、臭さもしばらく時間が経過すると、なんだかいい匂いに感じたりもするんだよ、僕たちは知らないだけで、楽しいことはもっとたくさんあるし、自分だけの世界なんて、家族だけの安全な世界なんて、退屈でつまらないんだよ、もっといろんな世界があるよ、と僕は伝えたかっただけで、何よりも僕が楽しい時間を過ごしたいだけです。熊本在住の思想家であり、僕に石牟礼道子さんを紹介してくれた渡辺京二さんはいつも僕のことを聖なる人だと評価してくれるのですが、それはまったく違っていて、僕はより楽しいことをしたいだけなんです。より自然なことをしたいんです。人格についても、僕の中にいろんな人格があるのは、もちろん他の人も当然で自然ですので、別に名前をつけたりもしないんです。それを病気としてしまうのはつまり、名前を持つことがまずいと思うんです。そこに社会が入り込んできている。社会の病理です。僕の中の分裂世界は当然です。名前もありません。家族もありません。ただ生きているだけで、困ってたら助けるのも当然、セックスしたくなれば好きにするのも当然、タブーはありません。ただ大事なことは人が困るようなことはしないようにしようってくらいです。そうやって、僕の中では自然と自由に人格たちが名前も持たずに、ヒトとして生きてくれているのかもしれません。それを病気とするのはニンゲンで、ヒトであればならないのかもしれません。まあ、これはもちろん、今、考えついたことで熟考していることではありませんので、適当に言っているだけです。僕はいじめを撲滅したくて、いじめられている人を助けたのではなく、学校という社会で、勝手に弱いやつ、女っぽいやつと、名前をつけられていた人たちの面白さに気づいていたので、それを人に知ってもらいたかったんです。

この「流れ」は周囲との関係で決まると環さんは書いてましたが、確かにそれはあるでしょう。例えば、コロナ禍のような状態、つまり、災いですね、それが起きると、固定していた社会自体が揺らぎます。そうすると、名前を失う、ような状態になるわけですね、弱いやつだといじめている暇がなくなる、自分自身が固定されていたニンゲンから離れて、ヒトになりますから。そうなると、僕が過ごしやすくなります。名前から離れること、それがまずは流れという、自分自身の運動、集団の運動、関係性の運動、大気の運動、ニンゲン以外の生き物の運動が活発に今も起きていることに気づくことにつながるんだと思います。だからこそ、会社は不要であるし、職業も不要なんです。そんなものはなくても、わかるのが自然です。まあ、そこまで極論すると、みんなが余計に固定してしまうのは経験で知りましたから、そんなことは口にはしないわけですが、わざと自分自身を破綻に近づけようとはします。そうすることで、社会の中で何かが緩んで、運動が起きやすくなることはわかってきました。最近では、もうそのようなパフォーマンス自体やらなくなってきたのですが。むしろ、もっと素直に、自然と僕は人々を穏やかにしたいと思っているので、まっすぐ捻りもせずに、好きにパステルで風景画を描こうと思ってます。つまり、もう流れがそこにあるということを、わざわざショックを与えて示す必要がなくなっているとも言えます。僕が行動を止めない、ということが伝わっているということなのでしょうか。なぜ、ここまで僕が安定してきているのかは、詳しくはわかりません。

環さんが実践している対話実践、興味があります。人間の体は動いてますから、流れしかないわけです。血流が生かしているわけですから。流れしかないのかもしれません。流れがあって、はじめて器官が動く、どころか、器官というものが存在します。僕自身がやっている行動はやっぱりいつも血流のことをイメージします。僕は人々の血流をよくしたいし、集団という血管の中の血流もよくしたい、体だけでなく、思考の血流もよくしたい、流れというと、抽象的ですが、血の流れ、と考えると、すべてが具体的に見えるのも興味深いです。

どうすれば良い「流れ」を生み出せるかを考えながら治療をする。

環さんがおっしゃるようにやはりこれです。気の流れではなく、血の流れにしておきましょう！　血の流れは止まるとまずいので、やはり流れは常にあったほうがいいのでしょう。止めるのはまずい、でも流れ方は川も同じように、間違うと洪水になったり、澱んだりしますから、調整が必要です。しかし、その調整は堤防を作ったりすることではないはずなんですよね。血の流れで考えると、生理や鼻血、吐血、血便、みたいに、外に出てくる血ですよね、やはりアウトプットですね。くるぶしの血を抜くと、一発で風邪が治ると軍医をやっていた熊本の赤ひげ先生みたいなおじさんが申しておりました。一番心臓から離れたところで、血をアウトプットしてあげる。それくらいアウトプットは効果もありますが、危険でもあるのかもしれません。心臓の血をアウトプットしたら一発で死ぬわけですから。

流れの対義語が所有である、と。確かに、川の水で考えると、水道管を通すということに繋がりますね。

最後の質問である、僕の所有欲について考えてみたいと思います。

所有欲はあるんでしょうか。もちろん、僕は自分の職業、仕事、業績、家族を所有してます。車も所有してます。楽器も所有してます。本もたくさん所有してます。絵をコレクションしてます。一つずつ考えてみましょう。

まず僕は自分の職業のようなものはあり、作家であり、画家であり、音楽家でありますが、かと言って、誰かからお前は作家であると刻印されるようなもの、つまりは学校であったり、免許であったり、賞などはどの分野であれ、まったく持っていないような気がします。だから、職業でありながら、職業でないような気がしてます。おかげで、いつ辞めても、誰一人困らないようになってます。これはとても楽な方法を身につけたなと思ってます。もともと僕は試験が苦手で、英検とかすら受けたことがありません。そういうものは不要です。今、僕がもし何か炎上したり、社会的問題を引き起こしたりしたとしても、作家として、本を出版してもらえなくなったり、絵の展示ができなくなったりしたら僕は困るのでしょうか。実は一切、僕は困らないと思います。僕は自分で印刷して出版することもできますし、絵も自分で売ることができます。だから、僕が職業を剝奪されることはありません。今は株式会社の社長ですが、これも僕の仕事だけの会社で、そもそも経費がかかっていないので、会社が潰れること自体がありえませんが、会社がなくなったとしても個人事業主でやっていけばいいですし、そもそも会社にしたのは節税のためだけですので、問題はありません。ということで、僕は自分がやっている仕事を剝奪されるという概念自体がありませんので、所有していると訴える必要もありません。

業績は、つまり、誰かから認められた仕事の成績ってことですから、そもそもありませんので、これも剝奪されようがありません。

僕はただ死ぬまで絵を描いたり、文章を書いたり、歌を歌っていられたらいいんです。金がなくなれば、路上で生活すればいいだけの話です。手を止める必要はありませんし、ライターズブロックにもなりませんので、止まることがそもそもありえません。

でも、お金が無くなったら、家族を持っているので、問題ではないか。そのことも考えます。しかし、妻のフーもほとんどお金のことには無頓着で、なんとかなるでしょ、としか思っていないらしいです。実際に貯金が一〇万円を切ったことはあるのですが、子供もいるのに、それでも妻は働こうとは一切しませんでした。その代わり、妻は一切、贅沢を言いません。何か欲しいと彼女から言われたことがありません。そろそろ買ったらいいのに、と僕が伝えて、ようやく購入するくらいです。そもそも物持ちがいいので、昔のものでも綺麗に使ってます。我が家には車はありますが、ラパンという軽自動車で、それも僕の親友から無償で頂いたものです。お金はあるのですから、ベンツでもＢＭＷでもポルシェでも買えばいいのですが、まったくいい車、いい生活みたいなものに興味がありません。貯蓄は全て、あと何年くらい下手に頭下げないで、好き勝手に作品を作り続けられるか、ってことにしか使ってません。もし所持金がゼロになったらどうなるでしょうか。もちろん貯蓄が趣味なので、そのこと自体ほとんどありえないのですが、家族で橋の下で、路上で暮らすと思います。その前に生活保護を受けるんだとも思います。税金たくさん払ってきたので、お金が無くなったらお世話になろうかなと思ってます。でも路上で暮らすほうが楽しい、というか、なんかとんでもないことになるんじゃないかと思ってまして、家族には金が無くなったら、橋の下で楽しく暮らすぞうちは、と伝えてます。僕は冗談は言わないので、全部本当のことなので、おそらく子供たちは不安ではあると思いますが、今や子供たちも自分で描いた絵をいい値段で売れるようになってますので、かなり盤石《ばんじゃく》だとは思ってます。

そんな大事な家族がいなくなったら、どうするのでしょうか。実際に僕は好きな人ができたからと言って、妻に紹介したりしたことがありますので、離婚の危機がないわけではありません。しかし、家族に嫌われたらそれまでだ、とも思ってますし、僕は全ての収入を妻に渡してますし、離婚をした後も、みんなのことに一生協力したいと思っているので、全額もらってくれ、僕は路上でどこででも生きていけるので、お金は一切いらないし、そうなると、晴れて、一番やりたいと思っている、完全無所有の生活が送れると実は心の中で楽しみにしているところもあるのですが、今のところ、どう考えても、僕は普通の夫ではないような気がするのですが、フーの寛大な心によって家族が一つになってます。もちろん、フー自体も、僕といると食いっぱぐれないという無意識が働いているとは思います。何にせよ、妻は働きません。お金を稼ごうという意志がほぼゼロです。それもそれですごいなと思ってますし、それで僕が困ったこともありません。

以上のことを考えるに、僕に所有欲というものはないのかもしれません。

でも好きな人に嫉妬したりはします。嫉妬心は強いほうだと思います。でもいなくなったら、いなくなったで、また別の好きな人を見つけたらいいや、とも思っているようです。子供たちに対する執着も薄いと思います。もちろん大好きですよ。でも、安全安心に守ってあげたい、というよりも、とにかく生き延びる技術を身につけてほしいと考えてます。

なるようにしかならないし、ダメになったらダメになったで、もともと、僕の仕事なんて、何もなかったし、何の後ろ盾もなかったんだし、どこの馬の骨かもわからなかったんですから、そこに戻ったとしてもスタートラインに戻ってきただけで、マイナスというのはありえないです。僕は実はそこまで調子に乗っていません。僕は自分のことをすごい人だとも、当然ですが天才だとも思っていないので、評価されないのはおかしい、と感じたことはありません。お金が稼げない時は腐っていた時もありましたが、腐るくらいなら、友達にお金くれってお願いしたほうがいいなと思って、恥も知らない僕は、お金をくれと言ったのですが、その時、一〇万円しか所持金がない時は、一〇〇万円もらいました。お金を持っている人のことを知っていればいいし、だからこそ、どんな時もどんな人にも優しくしておこう、とも思ってます。困ったときに、必ず助けてもらってきた僕が知っている知恵でもあります。

僕の本棚の本はいつでも誰にでも適当にあげます。フーはびっくりするみたいです。フーはっきりいうと、ものを大事にしません。でも壊してもすぐに直すことができます。フーに聞いてみました。彼女が思うに、僕に所有欲はあるらしい、です。でも執着がないらしいです。確かに、物欲があります。すぐ買います。でも手放すことに躊躇がありません。壊れたらまずいものがありません。自分の作品に対する執着もあまりありません。他のものよりはありそうです。でもすぐ人に作品をあげます。売ります。

所有欲ではないようです。物欲は強いみたいです。でも一度手にしたら、すぐ満足します。そして、人にあげます。

執着は一切ないです。僕は明日死ぬと言われても、本当に、何の後悔もないみたいです。だからこそ、やりたいことは今思った瞬間にやりますし、やりたいことをやらないでいると、病気になります。だからこそ、妻にもよく怒られるのですが、だからと言って、家族を失うのが怖くて、やりたいことをやらないで済ますということができません。やりたいことをその瞬間にやる、という欲望はとても強いです。それが僕にとっての生きるということです。なぜ所有欲がないのか、物欲を満たすと、それは僕の体の中に入っていって、創造意欲に変わります。僕には欲望は薄いけど、意欲は強いです。睡眠欲もなければ、別に食えないなら食わなきゃいいの精神ですから、食欲も適当です。ある時は中学生よりも高校生よりも食べます。性欲だけは強いですね。こればかりは灰になるまで止まらないでしょう。でもそれよりも創造意欲のほうが強いです。僕は欲望を通り越して、創造意欲によって生きていますし、修理意欲もすごいので、壊れても問題なしなので、大事にするという感覚がありません。それよりも好き勝手に自由に使い倒す。そして、何よりも、僕はいつ死んでもいいのですから、命を守るという意識が薄いです。それよりも、意欲のまんまに動くことを優先します。何よりも優先します。なぜなら、それが楽しいからです。喜びを感じるからです。それ以外の人生は僕には想像できないからです。それくらい僕にとっての創造するという行為は、至上の愛よりも強い喜びで、だからこそ、毎日、僕は日課をするのであって、だからこそ、誰かから批判されても気にしないのであって、金にならなくても気にせず、しかも、喜びを原動力に作り続けるものだから、きっと、売れるはずだ、ということも知ってますし、この手さえあれば、たとえ一人になっても刑務所に入っても金がなくなっても作り続けるということを知っています。知っているので、信じる必要がありません。守る必要もありません。誰かの参考になるとは思いませんが、それでも死にたいと電話をかけてくる人にこの喜びを伝えると、彼らはいつも少し驚き、なぜかあとには、少しほっとしてくれるようです。あんまり熱くなりすぎても、みんなびっくりするので、普段はそこまで口にしません。適当にしてます。でも、僕は、自分なりに生きていく、ということがどういうことかを、その道を進んできて、見つけたというのか、完全に覚悟ができたんだと思います。ここまで長い道のりでしたが、だからこそ、躁鬱病も治癒したのだと思ってます。そして、このように生きる道を見つけることは僕は誰にでもできることだし、むしろ、誰もが、試さなくてはならない試練だと思ってます。だから僕はいのっちの電話で、そのことを伝えます。死にたい、と感じてくれていることは、試練に立ち向かうときに、とても重要な感覚の一つでもあるからです。もちろん、道を誤ると、実際に自殺してしまうわけですが。だからこそ、安全安心に守るのではなく、いかに生きるかを、精神論だけでなく、あらゆる角度から真剣に実験、思考、試行し、立ち向かうことが、恥ずかしいことでも馬鹿みたいなことでもなく、それこそが生きることだ、と僕はまっすぐ電話の向こうの人に伝えなくてはいけないと思ってます。

あらゆる欲望を超える、それよりも至上の意欲を見つけること。

その時、人間は流れそのものになるのではないか。そんなふうに僕は考えてます。

熱くなりすぎたかもしれません。アイスを食べて冷やします。

長い手紙を読んでくれてありがとうございました。

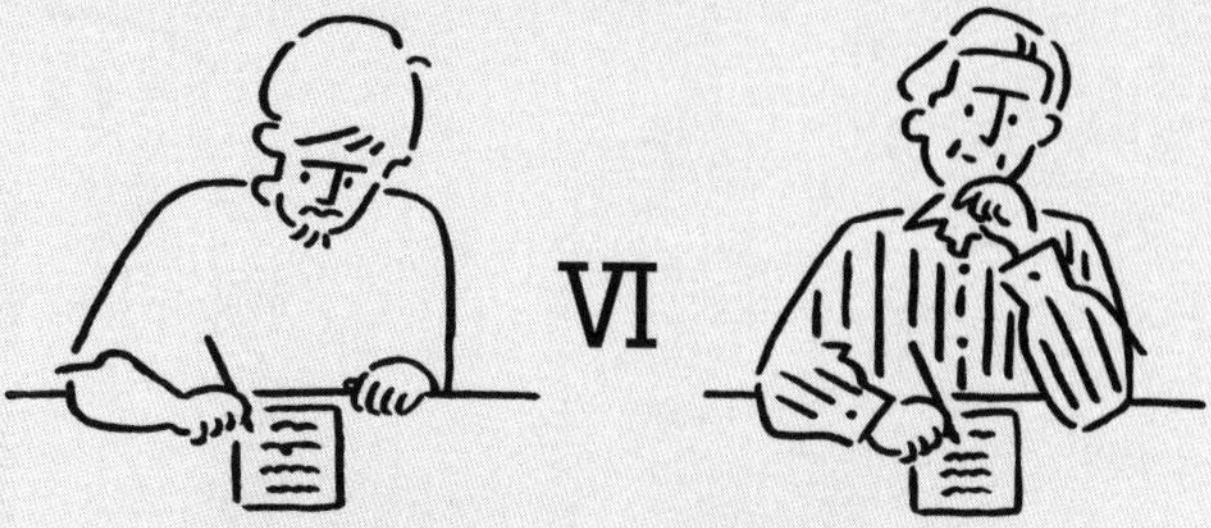

VI

悟り／変化

第一一信　斎藤環⇩坂口恭平様

恭平さんの境地は、幸福であり究極の自由であるように思います

2021年6月21日

六月は学生実習月間で、なかなか文章を書く時間がとれませんでした。でも今回で一区切りですね。ちょっと名残惜しい気もしますが、この面白すぎる（自分で言いますが）往復書簡をすみやかに世に問うためにも、このあたりでまとめておくのがいいでしょう。

ところで最近の恭平さんのツイッターをみていたら、中原昌也さんの名前が！　私は彼の小説がすごく好きで、評論も書いたことがあるんですが（『文学の徴候』文藝春秋）、彼はかなりベケットなどに近い、つまり病跡学的に言えば統合失調症圏の表現を得意とする作家だと評価してきました。やっぱりこの系統の作家さんと恭平さんの相性はいいんですね！

ところで彼はかなり特異なシネフィルですが、恭平さんとは映画の話をしたんです

か？　あ、むしろ彼は「暴力温泉芸者」あるいは「ヘア・スタイリスティックス」名義のミュージシャンでもあったわけなので、音楽の話でしょうか？　ちなみに私はずいぶん前に、彼と阿部和重さんがカラオケで歌う「ザナドゥ」（オリビア・ニュートン＝ジョンの！）を生で聴いたことがあるのですが、あれは一生忘れられないほどのインパクトでした（聴衆の白人女性が怒って抗議してましたけど・笑）。

さて、よけいな前置きが長くなってしまいましたが、前回の手紙は面白いを超えて、なんかもう感動的でした。渡辺京二さんが恭平さんを「聖なる人」と言うのも良くわかる気がします。恭平さんの我執のなさ、所有欲の乏しさは、ほとんど仏道修行の達人みたいな境地ですね。「あらゆる欲望を超える、それよりも至上の意欲を見つけること。／その時、人間は流れそのものになるのではないか」なんて、ほとんど「悟り」みたいな境地じゃないでしょうか。いや、恭平さんの生き方自体が修行っぽく思えてきました。「修行」なんて言うと苦痛を耐え忍ぶイメージですが、恭平さんのは楽しむこともできる修行なんじゃないか。今回はそのあたりをいろいろと聞いてみたいと思います。

前回の手紙で恭平さんはこんなふうに書いていました。「僕の印象にすぎませんが、春樹さんはこもりすぎで、駿さんは近くの部下に対して厳しすぎです。漱石はエリートから抜け出せていません」。僕はここに名前の挙がった三人の作品がとても好きですが、この評価は当たっていると思います。そして、こもりすぎも部下に厳しすぎるのもエリートっぽいのも、つまるところは彼らの我執の姿なんじゃないか、と思い当たりました。誤解の余地はないと思いますが、これは彼らがエゴイストである、という意味ではまったくありません。それどころか、彼らほど他者を尊重することの大切さを示し続けてきた表現者も少ないでしょう。

私はなまじ精神分析の手法をある程度知ってしまったために、人間の自己愛が色んな形を取りうることを知っています。慈善活動をしたり、献身的なまでに貧困支援に取り組んだりしている人の原動力が自己愛だったりすることは珍しくありません。私の視線はほとんど自動的に「その人の自己愛が、作品や行動にどう表出されているか」に向かいます。精神科医としての私の診断能力は、ほぼこの点を基軸にしています。その人がいい人かどうかはわかりませんが、その人の自己愛がどんな形をしているかは、かなり正確に判定できるつもりです。

たとえば恭平さんのいのっちの電話にかけてくる人の多くは「自分が嫌い」と言うと思います。私の考えでは、あれは「自分が嫌い」という形の自己愛です。「自傷的自己愛」なんて呼んでますが。プライドが高くて自信がない人は、このタイプの自己愛に縛られがちです。自分に価値があるとは思えないけれど、「価値がない」ことだけは誰よりも正しく理解している、という判断力の部分に自己愛がかけられているのでしょう。恭平さんの自己愛は、それとは真逆にみえます。プライドなんかどうでもいいけれど、自信はある。ここで自信というのは、どこまでも流れていく自信、ずっと作り続ける自信、みたいなものです。

その人の自己愛の形を判定するなんて、我ながらいやらしい視点ですよね。私がそういう視点で人を見ていることが伝わってしまう人からは、私はどうも嫌われてしまうようです。自己愛的だから良くない、なんて全然思ってないんですけどね。自己愛は人が生きる上で一番重要な支柱です。ただ、自分の良き行いの根源が自己愛かもしれないと自覚していない人は、しばしば正義の暴走に陥りやすいので、この点は要注意かもしれません。

ここで先ほどの三人（春樹・駿・漱石）に話を戻すと、こもることはわかりやすい自己愛の防衛だし、弟子に厳しい師匠は自分のやり方を押しつけている点で自己愛的だし、エリート主義なんていちばんわかりやすい自己愛です。でも、これらの要素はおそらく、彼らの作品の素晴らしさと不可分なんですね。春樹さんがこもらなければあんなに深い「井戸」は掘れないし、駿さんが弟子に甘かったらあれほど見事な「運動」は描けない（なにしろ野生の水鳥に向かって「お前、飛び方まちがってるよ」と説教した御方です）。彼らの強烈な我執こそが、その素晴らしい表現の核にあるのではないか。

そこで、前回私が恭平さんの作品について述べた「唯一無二の個性があるのに、あまり『主張』や『作家性』みたいなものを感じない」という問題に戻ろうと思います。これ、要するに春樹だったら「やれやれ」とか、駿だったら必ず「小さい子どもが重労働をさせられる」とか、そういうわかりやすい特徴のことなんです。文体や手癖と言っても良いでしょう。そういう意味で「これぞ坂口印」みたいなものが乏しいように見えたんですね。

しかし、こうして対比してみると、いわゆる作家性というものこそが、我執の表出なんじゃないかと思えてきました。繰り返しますが「だから良くない」という話ではありません。春樹さんが日本の文壇とは一貫して距離をおくという美意識（＝我執）を持っていなければ、あれほどマイペースで傑作を発表し続けられなかったかもしれません。駿さんが小さい子どもが好きすぎるのもまた我執のあらわれですが、それがジブリ作品の魅力の中核にあることは誰にも否定できないでしょう。漱石はエリートたらんと気張りすぎて留学先のロンドンで精神を病んでしまいますが、あの経験なくして漱石作品の魅力的な「闇」が描かれ得たかどうか。

我執という言葉は、ちょっとずらして「業《ごう》」と言い換えてもいいでしょう。つまり作家はおのれの「業」によって書かされるのだ、という話です。これは言い換えるなら、業を背負っていない人は表現をする必然性がないし、そもそも魅力的な表現はできっこない、ということになります。古いタイプの文学青年とかが言いそうな主張ですが、実はそう考えている人は今でも少なくないのではないか。作品が自己表現である以上、人は何かを犠牲にすることなくして、すぐれた表現はできないのだ、と。流行《はや》りの言葉で言えば「等価交換」、というやつです。現に最近のアーティストの中には、自分が病んだりトラウマを抱えていないことに劣等感を感じる人が少なくないと聞いたことがあります。みんな「アウトサイダー」になりたいんですよ。強烈な我執（＝病理）が特異な表現を生み出すと思っているから。

あらためて恭平さんがすごいと思うのは、まさにそういう「我執」や「犠牲」によらずに作品がいくらでも作れてしまうところです。だから我執に起因する「ブロック」が起こらないのも当然なんだと思います。その意味で恭平さんは、私が知っているいかなる創造性の原理とも異なる形で、ものすごくハイレベルの創造性を発揮できているんです。

創造性の無尽蔵な発現という点では北斎やピカソを思わせるところもありますが、彼らにそれを可能にしたのは、どう考えてもあの巨大すぎる我執パワーです。何度も言いますが、これは少しも批判なんかじゃありません。彼らはおのが我執で人類のために大きく貢献したんですから。その意味で天才とは、我執が公共性につながってしまうという、希有な回路を持つ人々のことかもしれません。そういう意味からも私の知る創造の営みとは、「いかに我執を飼い慣らすか」のプロセスなんです。

ところが、恭平さんはいとも軽々と、別次元の創造性を見せてくれた。我執とは無関係の場所に立つことで、途方もない創造性が発揮できることを示してしまった。これは本当に凄いことで、このことを指摘している私自身が、その本当の凄さをまだ十分に理解していないかもしれないくらい大変なことです。

じゃあ私自身はどうかといえば、これはもうどこからどうみても我執の塊です。私が創造性を発揮しているとすれば、それは基本的には物を書く行為になるでしょうが、恭平さんとまるで違うのは、私はほとんど依頼原稿しか書けない、ということです。書きたいことがないわけではないんですが、編集者から与えられたテーマに取り組んでいるうちに、自分の中から飛び出してくる思いもよらないアイディアをつかまえるのが好きなんですね。自分自身が環境との相互作用でどうなっていくのか、そのプロセスを俯瞰することに興味があります。だから自分の考えたアイディアは自分だけのものにしたいと考えてしまう。そういうタイプの自己愛が、私が物を書く原動力なので、どうみても我執の産物です。でも、そうではない書き手がどれほどいるかと言えば、ほとんどいないのではないか。私が知る限り、ほぼ唯一の例外が「坂口恭平」なんです。

それでは、一体なぜ、そんなことが可能になったのでしょうか。

前回の手紙に空海の名前が出てきたので、おや、と思いました。実は恭平さんって空海がロールモデルになってないかなとちょっと思ったことがあるんですね。真言宗の開祖にして日本三筆の一人、もちろん文章の達人で、四国八八ヵ所霊場を開くかと思えば日本最古の大学――と言われますが本当は龍谷大学らしい――綜芸種智院を開校したり、とにかく活動のレンジがめちゃくちゃ広い。でもおそらく空海は、その都度やりたいことをやりたいようにやっただけで、その軌跡がたまたま多才に見えるだけではないか。

恭平さんが宗教的なバックグラウンドについて話したり書いたりしているのをみたことはありませんが、生き方がすごく仏教的に見えるんですよ。そんなふうに言われたことはありませんか？　それも大乗仏教とか小乗仏教じゃない以前の、原始仏教。いちばん宗教的じゃない、むしろ思想や哲学としての仏教です。

ちょっと変な話をしますけど、スリランカ上座仏教（テーラワーダ仏教）長老で日本テーラワーダ仏教協会長老のアルボムッレ・スマナサーラさんという方がいます。この方は日本語に堪能で、日本人との対談も精力的にこなしています。一〇年ほど前に私にも対談の申込みがあり、トークイベントでご一緒したことがあるんですね。

私はちょっと身構えていて、なぜかというと上座仏教の教えの中心には「無常」と「我執の否定」がある。無常のほうはまあいいとして、我執についてはたぶん意見が一致しないだろうなと思ったんです。我執を捨てれば心の平安が得られる。それはたぶん間違いないでしょう。でもそれって、極論すれば「死ねば死の恐怖はなくなる」みたいな話じゃないのか。当たり前だけど、誰にでも実践は出来ないなあ、と思ったわけです。

繰り返しになりますが、精神分析では「自己愛」は重要な概念です。他者への思いやりも、公共心や道徳心も、突き詰めれば自己愛が起源ということになるのですから。だから我執、すなわち自己愛を捨てるなんてとんでもない。私たちにできることは自己愛を成熟させることだけ、という話になるんですね。でも、原始仏教はその先を示す。自己愛を捨てろ、とは言いませんけど、「我執という形の自己愛」はいらない、と。絵を描いたり歌ったり踊ったりして楽しそうにしている恭平さんの姿を見ていると、「我執なき自己愛」とはこういうものか、と感じ入ってしまいます。

スマナサーラさんの本から「無常を知る人」の特徴を抜き出してみます（『無常の見方』サンガ新書）。

・性格が柔軟で賢い。
・注意深く、失敗しない。人間関係のメンテナンスを怠らない。
・落ちついていて、パニックにならない。
・過去を後悔せず、未来に期待せず、明るい。
・楽しく生き、心を育てる。

どうでしょうか。まあ一〇〇％的中とは言わないまでも、かなり恭平さんの境地に近いような気がします。なにしろ上座仏教では「期待」も「希望」も妄想ということになります。究極の真理とかゴールとかに執着せず、変化のプロセスを大切にして、今この瞬間に没入する姿勢のみが正しい。このあたり、恭平さんの「つくる」姿勢とほぼ同じですよね。絵も歌も文章も、プランを立てず、過去も顧みず、速く、ありのままにつくること。その場を動くことはなくても、常に移動し続けること。変化のプロセスに強い好奇心を持って目をこらし、同時に配慮の達人であること。なるほど、マンネリや自己模倣とは無縁なはずです。

もしも恭平さんが上座仏教の教えを知らずに今の境地に到達したのであれば、これは真に驚くべきことです。長い闘病生活を経て、限りなく悟りに近い場所に到達したわけですから。「もっと柔らかく穏やかで、かといって篭らずに、みんなと仲良く触れて過ごしたい」という願いは、悟った人の境地にかぎりなく近いように思います。上座仏教的な意味で悟った人とは、つまるところ「全てが空《くう》である」ことを完全に理解した上で、生きる過程そのものを楽しむことができる人を指すようです。

前回の手紙で恭平さんは、「完全無所有の生活が送れる」ことを楽しみにしていたり、もし家族を失ったらそれまで、とも書いていましたね。あるいは「明日死ぬと言われても、本当に、何の後悔もない」とも。こういう言葉が、みじんも強がりや韜晦《とうかい》に聞こえないのは、恭平さんの言葉に強い一貫性があるからです。所有欲をはじめとする執着がほとんどないのに、「やりたいことをその瞬間にやる、という欲望」が強い、とありました。先に引用した「あらゆる欲望を超える、それよりも至上の意欲」もそうでしたが、まさに執着を捨てて過程を楽しむという意味で、悟りの境地そのものではないでしょうか。もっとも、それが完全に達成できていれば「自己評価の低さ」や「うつ状態」に悩むことはないでしょうから、いまはまさに、もう少しで解脱《げだつ》する直前、みたいな時期なのかもしれませんね。

ここでひとつ、恭平さんに考えていただきたいことがあります。心を病んでいる人にとって、いや病んでいない人にとっても『自分の薬をつくる』や『躁鬱大学』(新潮社)は、とても素晴らしい本だと思うのです。恭平さんの生活習慣も実用性がとても高い。早起きして文章を書いて、畑仕事をして絵を描いて、家事をして子どもと遊んで早く寝る。この生活は理想的です。きっとそのつもりになれば、誰にでも可能な生き方なのかもしれません。実は私は、そういう恭平さんの生き方が羨ましいと感じています。

おそらく恭平さんは「そんなに羨ましいならやってみれば」と言われるでしょう。やってみればできるのかもしれない。でも、たぶん私は今の生き方をやめられない。ときどきぶつぶつと愚痴をこぼしながらも大学の授業や雑務をこなし、患者の診療をして、睡眠時間を削って論文やら原稿を書く。その繰り返しをやめられないのです。

やめられない理由は簡単で、失うのが怖いからです。何を失うのか? 社会的な立場、そこから得られる収入、やりかけの仕事、そして家族。それらに対する執着を、私は決して捨てられないのです。特に仕事に関しては、「オープンダイアローグの普及で精神医療を変える」というたいそうな目標をライフワークにしてしまったので、この目標への執着は止められない。社会的に悪くない目標だと思うし、質の低い精神医療のシステムに苦しめられている患者さんが沢山いるという現実をスルーできない事情もあります。そして、システムを内側から変えるためには、一時的にせよシステムや制度に順応しておかなければならない。しかし、いかに高邁《こうまい》な理想といえども動機のおおもとは我執であり自己愛であるという自覚はあります。このしんどい目標に近づくには、我執由来のパワーがどうしても必要になるんです。流れに棹《さお》さして、現状に抵抗しながら、仲間を増やし、人々を説得し、じりじりと状況に楔《くさび》を打っていく必要がある。だから私は、恭平さんの生き方を羨ましく思いつつも、それを真似ることができない。

こういう私の限界は、おそらく多くの人の限界でもあるでしょう。私は恭平さんの示すロールモデルが双極性障害の当事者に限らない普遍性を持っている、と考えています。ただ、それを真の意味で実行するには、我執や所有欲と決別しなければなりません。おそらく、ここに最大の困難があります。それが出来る人は本当に少ないからです。

上座仏教の教えについては、メンタルヘルスにおける究極解の一つだと考えています。でも、同様の困難さゆえに、それは誰にでも実行できるわけではない。心を病む人のほとんどは、悩みの中核に我執があります。だから、それを放下できれば問題は解決するのですが、そう簡単な話ではない。前にも書きましたが、死の恐怖にとりつかれている人に「死んでしまえば楽になりますよ」とアドバイスするみたいなものです。確かにその通りなんですが、あんまり身も蓋もなさ過ぎる。人間がみんな死んだら世界は滅びるわけですが、すべての人間が我執から解放されたら、たぶん社会も成立しなくなります。どういうことでしょうか。

二〇二一年度の第二五回手塚治虫文化賞を受賞した山下和美さんの漫画『ランド』はご存じですか？　文明が発展してついに人間の不老不死が実現した未来社会の「あの世」で、ランドという企業が、おそらくは一つのユートピア実験として無文字社会の「この世」を運営するという壮大な物語です。文明はいわば我執の制御装置ですが、それが発展をきわめて、ついに不老不死が実現しているのに、人間はそんなに幸福になっていない。もちろん文字を持たない「この世」の村落共同体の人々も我執に悩まされているわけですが、このタイプの社会であればまだ、我執の放下が共同体全体の幸福につながる可能性があります。ただ実際には、社会システムはこれからも、ひたすら我執（と所有欲）を洗練させる方向にしか進化できないでしょう。近代市民社会の公共概念にしても、現代の社会システムのありようにしても、潜在的に人間の我執を前提とせざるをえないわけですから。我執が消えたら社会も消えるというのはそういう意味です。

　そこで折衷案が出てきます。「とりあえず我執は捨てなくて良いから、プロセスに集中しよう」、これです。恭平さんのアドバイスも、こういう方向性を持っているように思います。

「マインドフルネス」というセルフケアの手法があります。いや「あります」どころか、近年ますます人気が高まっています。この手法は、テーラワーダ仏教の教えから瞑想法のテクニックをうまいこと抽出して、自意識や反芻にとらわれない心の状態をもたらすために使われます。むろん万能ではありませんし、重い精神疾患などには使えない場合もありますが、悩みを抱えた人にとってはそれなりに有効な手法です。なによりこれも恭平さんの境地に近いものがある。前の手紙にあった「この時間にしか存在しない、思考がいる、思考という空間がある、思考という時間が流れている。そこに身を委ねて、駆け回る、という感じ」というあたり、すごくマインドフルな記述と感じました。

　面白いのは、テーラワーダ仏教が最終的には現世への執着を捨てて悟りに到達することを勧めているのに、マインドフルネスは必ずしもそうではない、という点です。この社会に上手く適応し、ビジネスで成果を上げ、家族や自分自身とうまくやっていくために瞑想がなされることのほうが多い。我執を捨て去るための教えから引き出された手法が、いまや我執を洗練し強化するために用いられているわけで、ここには大いなる矛盾がある、とも言えます。

恭平さんは本を書いていて、同じ困難を感ずることはありませんか？　恭平さん流の風通しの良い生き方、我執や所有にとらわれない生き方が本当に出来る人は、たぶんかなり限られています。それはしかたがない。ほとんどの人は私のように、我執も所有欲も捨てられないでしょうから。でも本当は、恭平さんの方法というのは、その本質を理解し実践しなければ、真の解決にはつながらないのではないでしょうか。これまで、そうした本質を理解した上で、恭平さんのような生き方を選択できた人は、どのくらいいたのでしょうか？

もちろん、生き方まで変える必要はないのかもしれない。浅くても部分的でも、手法として効果があるのなら結果オーライ、という割り切り方もあるでしょう。あるいは、たとえ現世への執着をすぐには捨てられないまでも、瞑想を重ねるうちにしだいに思想も影響を受けて、いずれ我執を捨てる方向に向かいはじめるかもしれない。そう考えるなら、マインドフルネス的な「いいとこ取り」がいちがいに悪い、とまでは言えません。恭平さんも、そんなふうに考えているのでしょうか。自分とまったく同じになれとは言わないけれど、自分が楽になったやり方は伝えておきたい、と。これは全然批判とかではないですよ。そもそもいまの精神医学こそ、姑息な対症療法の集積なんですから、基本的には。そう考えるなら、恭平さんのやり方のほうがずっとましに思えます。だから私の質問は、恭平さんに限らず、すぐれた治療者や支援者、全員に向けての問いでもあるんです。

そうなると俄然興味がわいてくるのは、恭平さんがどのようにして今のような境地に辿りついたのか、というプロセスのほうです。

この種の自分語りを恭平さんはあまりしませんよね。基本的には現在形で、いまある姿をありのままに書いてくれますが、自分が誰のどんな影響を受けてどんな風に変わってきたかは、そういう思想的変遷については、あまりくわしく書かれていないのではないでしょうか。私が読み落としているだけなのかもしれませんが。

一つの仮説としては、もちろん病と創造の経験を通じて、苦しみながら徐々に我執を捨てていった、という可能性が考えられます。別の可能性としては、恭平さんの闘病が、もともと我執とは無関係な場所でなされていたために、通常の人の闘病体験とはまったく異なる着地点に行き着いたのではないか、とも考えられます。

でも考えてみれば、恭平さんの最初の本『0円ハウス』から今に至るまで、基本姿勢はそんなに変わってませんよね。基本姿勢は、最初から一貫して我執とは無関係だったように思います。だから、闘病中に考え方が変わったという風には見えないんですね。むしろ、ものを書き始める以前から一貫したスタイルがあって、そのスタイルを闘病を通じて研ぎ澄まして行った結果、気分変調の幅を抑えることができるようになったのではないか。

いずれにせよ、上座仏教的な意味での悟りに近づくことを自己治療に応用できたケースは恭平さん以外にあまり例がないように思います。森田療法の森田正馬《もりたしょうま》の例はありますが、森田ははっきりと禅宗からの影響を認めているので、恭平さんの場合とは少し違いますね。それに、精神医学的には双極性障害は脳の病気ですから、「悟り」のような心の持ちよう一つでどうにかできる問題ではないはずなのです。しかし、恭平さんはそれを可能にしてしまった。その事はさしあたり恭平さんにしかできないことかもしれません。でもそういうことが起こり得るということを示すことが希望をもたらし、状況が大きく変わることはあり得ます。

私からみると恭平さんの今の境地は、やはり「つくる」過程がもたらしたものではないか、という気がします。『自分の薬をつくる』で言えば、日課を実行することも、あれこれ悩んで考えることもアウトプットとなりますが、日々少しずつ修練することも重要とされていました。この修練こそが、我執を離れ今の「流れ」を大切にしつつ、意欲を持って作り続ける姿勢を恭平さんにもたらしたのではないでしょうか。

先にも述べた通り、恭平さんの表現には我執の痕跡がきわめて薄い。絵でも文章でも音楽でも、どんな作品にもあるはずの我執の痕跡がほとんどみあたらない。つまり恭平さんは、我執に依存せずに作品を作り続けているという意味で、前代未聞の表現者なのではないか。それが可能になったのは、恭平さんが「あらゆる欲望を超える至上の意欲」を目指して、「流れそのものになる」ために、作品を作ってきたからではないでしょうか。だからこそ表現の洗練に関心がないし、自分の作品を所有し続ける欲望も希薄なのでしょう。

これは表現者にとってはすごく幸福な状態であり、究極の自由であるとも言えるように思います。すべてはプロセスであると言うことを踏まえた上で、作品の完成度を高めることより、作り続けるプロセスそのものを止めないこと。恭平さんの表現は、そういった良い意味での「表現のための表現」ですから、その意味で終わりがありません。それゆえにブロックを起こすことなくいつまでも表現を続けることができるし、表現の幅も際限なく広がっていくわけです。

これは恭平さんの器用さや才能ゆえにできることなのかもしれませんが、あるいはそうじゃないかもしれない。「現在の意欲」や「流れ」を尊重するコツさえつかめれば、ほとんどの人はなにがしかの表現をなしうるのかもしれません。この点については、おそらく恭平さんも同意してくれると思います。恭平さんの「いのっちの電話」にしても、自分の中の風景にしても音楽にしても、自分の中に無限の流れを通すための媒介なのではないでしょうか。

最近の恭平さんは、パステル画の他に水墨画、サックスやドラムの演奏やレコーディングと、ますます活動範囲を広げているようですね。残念ながら下北沢の個展にはうかがえそうにありませんが、また新しい絵が欲しくなりました。

今回、私としては、いつになく長い手紙になってしまいました。内容もちょっと宗教寄りだったりして答えづらいかもしれませんね。一応これで一区切りということで、いちばん聞きたかったことをぶつけてみました。できる範囲で答えていただけると嬉しいです。

2021 06.22 SAKAGUCHI TO SAITO

第二信　坂口恭平⇩斎藤環様

人々もまた幸福のことを知っていると僕は確かに感じています

２０２１年６月22日

環さんへ

これがとりあえず今回の往復書簡の最後の手紙ということになるのでしょうか。そう思うと寂しくもなりますが、またやりたくなったらやればいいですもんね。あんまり気にせず今回も書いていきたいと思います。本当に毎回、楽しい手紙ありがとうございました。思えばこんなこと初めてです。僕は人に手紙を書くことがほとんどありません。自分の気持ちを手紙にして誰かに渡したことがありません。どんな原稿でも書けるのですが、そういえば手紙ってまったく書きません。だからとても新鮮でしたし、何よりも楽しかったです。こんな機会を作っていただいて、本当にありがとうございます。

今回もいつものように、一文ずつ環さんの文章を読みながら、返事を書いていってみたいと思います。

中原昌也さん、僕はマー君と呼んでますが、マー君とはつい先々週くらいにたまたま東京では珍しく夜八時を過ぎてもお酒を飲める店があり、友人に誘われてその店に入ると、横で飲んでいたのが中原昌也でして、そこで初めて会いました。僕は小説はほとんど読めないので、もちろんマー君の小説も読めてませんが、買い物の日記は無茶苦茶好きです。話をしたら、向こうも勘違いして、苦手なタイプかと思っていたらしいんですが、二人とも陽気な人なので、意気投合して、今では親友みたいになってます。先日も僕の個展に来てくれて、僕の下手な歌まで聴いてくれて、しかも、今度は弾き語りでアルバム出してみたいなんて言うので、僕の家のスタジオに招きたいと思います。マー君のことを僕は今の日本で一番素晴らしい書き手だと思ってます。そして何より、映画について、あれだけ好きで、映画を観ている人もいないので、僕が飲みながら、ずっと言っていたのは、マー君は小説家としても素晴らしいが、何よりも映画監督になってほしい、僕がお金集めをするから、第一回監督作品を作ってほしいということでした。マー君は僕が冗談で物事を言わないのを知ってくれてまして、だから、彼も真剣に映画を作ってみたいと言ってくれたので、少しずつ話が進むかもしれません。

僕は小説も映画も漫画も音楽もほとんど他の人の作品に興味を持てないんですね、一切掘ることができない。マー君を見てると、こういう人こそが表現をすべきで、僕はやっぱり違うなあ、と思いますし、マー君にもそう伝えました。

前回の手紙って、どんなことを書いていたのか僕はもうすっかり忘れてますが、僕自身、自分で書いたものを読み返すことがほとんどないので、そのまま読まずに、返事を書くことにします。面白いを超えて、感動的でした、という環さんの感想が、嘘じゃない感触があるので、素直に嬉しいです。京二さんが僕のことを聖なる人と言うとき、確かに、京二さんならではの、男の嫉妬のようなものを感じます。僕とは比べないでほしいと思いますが、そういう京二さんの子供っぽいところが僕は好きです。

僕は本当に我執がないんですかね。自分でもよくわかりません。所有欲はほとんどないと思うのですが。でもコンプレックスみたいなものはないですね。昔は人と比べたりもしてましたが、でもそれがコンプレックスになるというわけではありませんでした。悟りの境地と環さんに言われ、さすがに吹き出してしまいましたが、確かに時々、人から言われたり、僧侶から言われたり、したことはあります。僕としては悟りの境地にいるとはまったく思ってはいません（笑）。でも幸福ではあると思っているようです。僕は今、何かを目指すという状態ではありません。このままでいいなあと思ってます。でも変わらないでいたいというわけでもありません。どうなってもいいなと思ってます。でも、悪くなるようなイメージはありません。どう転んでも、なんとか楽しく生きていくんだろうなあと思ってます。それはずっと変わりませんね。本当にずっと。小さい頃からずっと僕は何にもコンプレックスを感じたことがありませんし、将来に対して悪いイメージを抱くことがありませんでした。どんなに無名の時でも。だから今、何かが変わったのかというと、何も変わっていない。基本的には変わっていない。でも何かが変わったような気もします。ちょっと今回はぼんやりとしながら書いているのかもしれません。でも細かく考えてみたいと思います。

「あらゆる欲望を超える、それよりも至上の意欲を見つけること。／その時、人間は流れそのものになるのではないか」

こういったことを文章にしたことを覚えてはいますが、これもまた返事を書きながら、見つけた言葉であって、僕が考えた末に見つけ出した、そして、脇に置いて保存していた言葉ではないんです。でも、いい感じですね。と言いつつ、僕が今、至上の意欲の状態なのかというと、また違うかもしれません。僕自身、毎日、かなり変化しているようです。今は、心の動きが相当安定しているので、一見、変化しているようには見えにくいのですが、実は相当速い速度で変化しているようです。確かに流れそのものになっている、ということが無きにしも非ずという感じでしょうか。これがもし万が一、悟りの境地、だとしたら、それはそれは楽しいなあと思います。でも多分違うんでしょう。僕は今、自分自身を完璧に守る、というイメージを持ってます。でも自分の地位や財産や家族を堅固に守るとは違いますね。変化は避けられないので、どんなことでも起きます。起きないようにするために守るのではなく、どんなことが起きても、自分なりに、持ち前の器用さと朗らかさでどうやってでも守っていく、と思ってます。

これは修行なのでしょうか。僕は苦しく辛い、という記憶がほぼ皆無です。いつも一人は必ず理解者がいました。そして、これがうまく言葉にできないのですが、でも同時に、それは子供の時からよく聞いてきた言葉に似てます。それは一期一会という言葉です。と思ってWikipediaでいま、調べたら、なんと千利休の言葉でした！　びっくりしました。

僕はずっと小さい時から、一期一会という言葉にはなっていませんでしたが、そんなことを感じてました。もう二度と繰り返されることがない。でも同時に、永遠みたいな感触もあったと思います。ずっと消えない。僕は小学一年生の時に――このことは手紙では書いてなかったですかね――担任の先生が佐藤範子先生という方で、とても素直で真っ直ぐで美しい先生でした。彼女が入学してすぐの僕に教えてくれた言葉が「いのちのおかわりはありません」というものでした。これがとても印象に残っていて、僕は昨年、佐藤範子先生を福岡にまで行って、探し出して、結局会うことはできなかったのですが、先生に手紙を渡すことはできたんです。びっくりしました。手紙を書いたことがないといいながら、先生に僕は昨年、手紙を書いてました。先生からはメールが届きました。いのっちの電話を、僕は「いのちのおかわりはありません」という先生からの言葉の延長にあると感じていると書いたはずなのですが、そのことを先生はとても喜んでくれてました。でも僕は「いのちのおかわりはありません」という言葉の意味がまだわかってはいないと思うんです。でもその言葉がずっと頭の中にある。佐藤範子先生もずっと頭の中にある。あの小学一年生の時の教室も、そこに向かうまでの道も、一緒に通っていた、山本たかのり君もずっと僕の中にいて、たかのり君はたかちゃんと呼んでいたのですが、彼とは今、音信不通になっていて、ずっと探しているんですけど、見つかりません。でも僕とたかちゃんともう一人、二つ上の先輩で小林くん、彼のことはコバヤンと呼んでいたのですが、彼は僕が二〇一三年に出版した僕の四歳の時の記憶を書いた『幻年時代』に出てくるんですが、それをどこかで知って、読んでくれたらしいんです。しかも、出版記念トークイベントまできてくれて、サインの列の一番最後にいてくれて、名前書きますか？　と聞くと、小林です、と言うから、あ、それなら、僕の中ではコバヤンなので、コバヤンって書いていいですか、と顔をあげると、本当にコバヤンがそこにいたんです。しかも小説の中で、僕が生まれて初めて作った歌について言及しているのですが、それがコバヤンの歌、という歌で、コバヤンの家の近くに行って、コバヤンを呼ぶための歌なんですが、その歌をメロディからなんからそっくりそのままコバヤンは覚えていてくれたんです。僕の中の一期一会という感触はこの感じです。人に会うと、人と自分が糸で繋がっているような感じというのか、僕はもう永遠に忘れない、いつか範子先生のところに戻って、あの時のお礼をしたい、といつも考えながら、生きている感じがします。四歳の時にコバヤンの歌を作ったことも。作る、とはそういうことではないか、と。なぜか小さい時に僕はそれを感じていたみたいです。でもきっとみんな感じているはずです。

一期一会の一期っていう言葉は仏教用語らしいですね。一生のことを指すそうです。

母親が目の前で飛び降り自殺してしまい、頭が混乱し、自分もホテルを借りて、首吊りをしようとして、僕に電話をしてきた二〇代の女性がいました。電話がきたのは昨年の六月です。彼女がお母さんのところにいきたいから、今から死ぬと言った瞬間、僕は何を思ったのか、その子のお母さんの声を出したんですね。お母さんのところ、って言葉が気になって、それ間違ってると思ったから、お母さんになって、それを伝えなくちゃと思ったからです。お母さんは別のところにいるわけじゃなくて、あなたの横にいるんだけど、とお母さんは言いました。なんで、気づいてくれないのか、って怒ってて、それを伝えました。もちろん、これは僕の考えなんだと思います。でも小説を書いているときはいつもそんなふうに憑依《ひょうい》に近い状態になるので、僕にとってもこれは自然な形での、フィクションではありますが、お母さんの言葉だったんです。すると、その子はみょうに納得して、分かった、家に帰ると言ってくれたんです。その後も大変だったのですが、一ヶ月後、彼女が、僕が描いたパステルのドライブをしている時の絵を見て、その絵を買いたい、と言ったんです。そのために頑張って、働きたいって。その子は「見たことがある」と言い出して、その子が車に乗っている時の記憶らしいんです。親の車なのかと聞くと、わからないけど希望があったときのこと、と言いました。ずっとその絵を見てるとも言いました。絶望しかなかった。今日もずっと死ぬこと考えてた。この絵を見るまでは、と彼女は言いました。言ったというか、メールのやりとりですね。だから記録が残っているので、こうやって振り返ることができます。そして、その子は、死ぬことよりこの絵が欲しいが上になった、と言ってくれたんです。横に誰か乗っていて手を繋いでるらしい。私、笑ってる、窓が開いてて、風に吹かれて、気持ちいい。そして、彼女は久しぶりにちゃんとご飯を食べてくれたんです。そして、今では本当に元気になって、僕のところに電話してくる、母親が自殺してしまっておかしくなってしまった女の子がいると、この子に相談するようになりました。その子はその風景を忘れていたから苦しかったわけですが、思い出すと、楽になった。そうやって、どんな辛い状況にいる子でも、糸はまだどこかに繋がっていると思ってます。僕は小さい頃から奇跡的にその糸が一本も切れていないのではないかと自分では考えてます。だから、忘れている人にもすぐに思い出させることができます。僕が忘れないから。僕が忘れないようにしているのは自分にとっての一期一会です。それが人の一期一会を思い出させることができる。その糸を思い出し、見つけ出せたら、どんな自殺しそうなほど最悪の状態になっていても、必ず、もう一度立ち上がることができる。そう感じれる経験でした。彼女はなんと職場復帰し、一二月のボーナスでその絵を本当に買ってくれたんです。僕が泣いちゃいました。

これが修行なのでしょうか。これが修行なら、僕は喜んで、修行を受け入れます。糸を切らないことが修行なら、僕は喜び勇んで記憶を受け入れます。忘れないことが修行なら、それはいつか人の記憶を呼び覚ます力になります。僕の能力としては、この呼び覚ます、という力なのではないかと思ってます。

「僕の印象にすぎませんが、春樹さんはこもりすぎで、駿さんは近くの部下に対して厳しすぎです。漱石はエリートから抜け出せていません」

こんなことを書いていたんですね。びっくりです。

彼ら三人に共通するものは、近代が生み出した芸術家ということなんだと思います。彼らは皆、作品の中で人との結びつきについて書いてます。作品という器が必ず必要なんですね。僕は少し違うかもしれません。しかし、表現することの能力が彼らと僕とでは段違いに違うので、もちろん彼ら三人は非常に高い能力を持っているわけで、僕にはそのような飛び抜けた能力はありません。ただ僕は彼らと完全に違うんだとも思います。僕は作品という器が必要ないんです。ただ生きてたらいい。そういう意味では僕の生き方はとても楽だとは思います。楽な人がすごい作品を生み出すことができるわけありませんので、彼らとの質の違いがあるのは当然です。

自己愛という言葉についてては、なかなか僕はよく分かっていません。自分が嫌いだ、価値がないという人々は、価値がないことを落ち込んでいるのではなく、価値があると思っているために苦しんでいるように見えます。そこで、僕はいつもその言葉を聞くと、「自分に能力がある人であれば、価値のある自分がこんな失敗をしたから価値がなくなったと落ち込んでもいいのかもしれないけど、もともとどうしようもない人が能力もろくにない人が、ちょっと失敗したくらいで落ち込んじゃってたら、そりゃ身がもたないな」と伝えます。そう言うと、みなさん一度はムッとするんですが、確かにそりゃそうだ、と笑ってくれる人もいます。そこで少し視点の変換が起きるようです。何夢中になって自分を否定しているんだ、それは調子乗り過ぎだ、と気づくと楽になります。でも怒ったまんま電話を切る人もいます。今のところ、それで怒って電話を切って、そのまますぐに自殺してしまったというケースは僕の場合ないです。怒るのもエネルギーが要りますから。でもそれくらい自分に価値があると思い続けることもそれはそれでいいと思ってますので、そういう人はそのままでいいんだと思ってます。ま、気づくと、とても楽になりますが。

僕自身の自己愛ってどんな感じなんでしょうね。自分ではなかなかわかりませんが、自信はあるんだと思います。それは確かです。それは書くことが好きだ、作ることが好きだ、絵を描くことが好きだ、歌を歌うのが好きだ、という自信なのでしょうか。評価されるかされないかはほとんど気にしてはいません。ですが、悪い評価をされるとも思ってません。実際に僕が作るものは特段悪評がありません。まあそんなにたくさんの人に興味を持たれてるとも思ってません。自分としてはそれなりに面白いものを作ってるんじゃないかとは思ってますよ。だって、面白くないと思ったら、自分が一番わかりますから。作ったものがバカにされたらどうしようと不安になることはないですね。バカにされてもいい、と感じているわけでもありません。僕は素直に力を注ぎ込むことができるので、もちろんそれは鍛錬でできるように少しずつなっていったのですが、そうすると、ぼんやりとしていては作り出すことができないくらいのものは、どうやってでもできあがるんじゃないかとは思ってます。プライドが傷つけられたという人の多くは、このような努力を怠っている人なのではないかと僕は思ってます。ちゃんと毎日休まず仕事をしてて、うまくいかないはずがないし、うまくいかない場合はすぐに方法が間違っていると気づきます。それが毎日休まずやる効能です。うまくいかないことがすぐにわかるので、すぐに調整することができるんです。プライドが傷つけられる人は、つまり、何かうまくいったことがあって、そのことを力にしてしまっているので、毎日の努力を怠ってしまうわけです。

ですが、これは自己愛とは違うような気がします。僕の場合は精神分析の範疇になりそうなものを、全て、自分の生活の習慣の引力で引っ張ってきて、生活の一部に組み込んでいるような感じなのかもしれません。どこまでも流れていく自信、ずっと作り続けていける自信ではなく、ずっと作り続けているから自信があるわけです。なぜずっと作り続けているかというと、それが僕にとっての唯一のうまくいく方法なのです。僕は失敗をも恐れず行動することはありません。絶対に失敗しない方法を見つけ出し、それを実践しているだけです。失敗をしないと成長しない、という方法論は、本当に初期の初期の初手の新人のためのものです。例えば、今、僕がサックスを突然はじめたとしても、絶対に失敗しません。理由は新人ではないからです。僕はサックスは初心者ですが、ギターはずっとやってきてますし、歌も四歳から作り続けてます。ですから、サックスであれば、どんな音色が僕が好きかをよく知ってます。自分が好きなものがあれば、それが手本になりますから、しかもその手本は教則本で見つけた手本の一〇〇〇倍以上も重要かつ、僕にとっては有益なお手本です。うまくならないはずがありません。僕に才能があるわけではなく、才能を見出す能力が早いわけです。早い理由はずっとやってきているからです。初めてサッカーを観た人は、そのフィールドで何が起きているのかがわかりません。将棋もまたわからないはずです。でも見続けたら、そこで何が起きているのかを容易に知ることができます。

だから僕はその人の自己愛についてはもちろん判定しませんし、自己愛という視点自体、存在しません。そうではなく、どれだけ鍛錬しているのかということでしか見ません。先程の例で言うと、春樹の駿の漱石の自己愛ではなく、彼ら三者三様の鍛錬の方法を見るんです。春樹の鍛錬は、毎日一〇枚を一年近く続け、三〇〇〇枚ほどの初稿を作ります。想像するに、この時点では構成もしていないはずです。でも、構成しちゃうと、毎日一〇枚、という規則で書き続けていくことが難しいですから。でも、引っ掛かりポイントは作っているはずです。あとで、推敲に時間をかけますから、そこでいろんな意味を作り出すことができるからです。だから初稿段階では意味はいらない。でも意味になりそうな、いわゆる意味深なものはできるだけ入れておく、そんなふうにして書き進めているのではないかと思ってます。はっきり言うと、本を書いて、伝えたいことなど何一つないはずです（僕の視点です）。でも無意味にはしないで全部後付けで推敲の時に作り出す。要は、書くことがむちゃくちゃ好きだってことです。書いていれば幸せ。でもそれだけだと僕みたいに売れない作家で終わってしまいますので、近代芸術家としての春樹は、初稿のあとの推敲に力を入れていくわけです。そうすることで、作品化を強めていく。もちろん、本当は初稿が一番読んでてヒリヒリするでしょうが、ビートルズもなんも一緒ですが、アウトテイク集はとても楽しいですが、別にたいして売れません。やはり少しやりすぎではあっても、プロダクションがしっかり入って、ノイズも除去しているものが売れるんです。春樹の場合も駿の場合も、彼らにとってのうまくいくとは、売れるってことです。別にそれが悪いわけではありません。売れれば、次また、ただ書く、ただ描くということができるからです。二人はそのような鍛錬のメジャーリーガーという印象です。僕の中では、二人はずっと記憶に残って、忘れられない作品を作る人ではありません。もちろん、重要な作品を作っているとは思いますが。でも僕は二人を芸術家ではなく、鍛錬をする人、鍛錬の能力が肥大化している人の実例として研究しているのかもしれません。作品は駿よりも押井守の方が格上だと思います。春樹よりも素晴らしい小説家はたくさんいます。漱石に関しては、正直言いますと、面白いと思って読んだ小説は一つもないんです……。どれも途中ですぐ飽きてしまう。でも何かがうまくいった。そのうまくいったのは何かを研究する上ではとても参考にしている三人です。

春樹らしさ、物語の構造、駿の設定が毎度どれも似ていること、漱石のエリート主義は、なぜそれが彼らの作品に滲み出てくるのかと言うと、そうすると、うまくいく（つまり彼らにとっては売れる）からではないのか、と。もちろんこれは僕の視点です。身も蓋もない話で申し訳ないです。

「唯一無二の個性があるのに、あまり『主張』や『作家性』みたいなものを感じない」

その視点で環さんによる僕に対する評価を考えるとどうなるのでしょうか。

「主張」「作家性」とはつまり、僕の中では「うまくいった（つまり、売れた）方法」ってことなんですね。身も蓋もない！　でも僕はいまだに元気に作り続けているわけですから、うまくいっているわけです。つまり、それなりにお金も稼いでいるってことです。ということは、主張や作家性みたいなものを押し出さなくてもうまくいくから、限定する必要がない、ということのようです。さらには、うまくいかなくても、つまり、売れなくても、どうでもいいんです。売れなくなっても好きにやるだけです。上がってもいませんので、落ちぶれることにもなりません。僕がどうなろうと誰にも迷惑をかけませんし、テレビにも出ませんし、ベストセラーになるような本も書きませんから（ベストセラーになるときは、ベストセラーにすると出版社が思わない限り、現状の出版システムではなりません）人気税みたいなものに悩まされることもありません。だから大衆が嫌いだ、みたいな感じになることもありません。僕自身がれっきとした大衆の一人ですから。

だからこそ電話番号を公開することができます。村上春樹はできません（しないでしょうが）宮崎駿もできません（絶対にしないでしょう）。彼らは守られるべき近代を代表する芸術家です（皮肉ではなく事実として）。一方、僕はどこの馬の骨ともわからないいつ死んでも誰にも迷惑をかけない人間です。しかし、だからといってひねくれることもしません。なぜなら、僕はそのように自分で選択してこの道を選んでいるからです。売れると思わないで、売れたものなどほとんどありません。売ろうとしない限り、ものは売れないからです。売れることを目指さない駿は映画を作ることすらできなかったでしょう。春樹も『ノルウェイの森』を書かなかったら、僕と同じくらいの稼ぎの作家として生涯を終えたかもしれません。つまり、全てその当人が選んでます。売れる人は売れたかった人です。だからこそ、僕みたいに、ある程度、食っていくお金を稼ぎつつ、つまり、それなりに人目に触れながらも、しかし、大きな媒体では顔を出さず、大抵の人は僕のことを知らずに、だからこそ、電話番号を公開し、死にたい人からの電話に出ることもできるのです。売れすぎないようにする。表に出過ぎないようにする。この人はこういう作品を作る人だ、と固定されないようにする。いつも何をしている人だとわからないようにすると、テレビとかでは扱えない。そうやって、少し調整すれば、電話番号が公開できて、ただ作り続けることだけが好きで、意味のあるものを作るというただ売るためだけの無意味な意味を生み出さなくても、生きていくことができるのです。これは僕がかなり意識して、調整しているからこそ、実現している方法だと思います。

だから僕にはいわゆる我執、業はないと思うんですけど、他の作家たちにはあるんですかね。そこも僕はどうなのかなあと思ってます。ただ作りたいだけなのではないか。でもそれだと、うまく説明できない、つまり、作品にできない、つまり、売れないから、そのように業を作り出しているだけなのではないかとも考えてしまいます。それくらい、僕には業がないですね。怒りを作品にぶつけるみたいなこともしてません。でも、だからこそ、僕はやはり自分は三流の作家だとも思ってますよ。僕自身が作り続けること、それで生きていくことにはとても自信があるんです。これまでの鍛錬の蓄積がありますから。でも、僕自身の作品に関しては、僕は何一つ評価してないんです。悲しいことでもありますが、でも、僕としてはカラッと気持ちよくそういうふうに感じてます。春樹がどうの駿がどうのなんて言ってましたが、もちろん、僕の作品は彼らと並べられるようなものとは思ってません。本心でそう思ってます。批評の対象になるのも恥ずかしくなるくらい、たいしたものではありません。人にはそう言ってます。でも僕は自分の作品が好きなんです。それも本心です。環さんは僕の作品をとても高く評価してくれるので本当に嬉しいです。でも正直、後々歴史に残るような文学作品を書いている人ではありません。

確かに、なんらかの犠牲によって作品が生み出されていくということもあるんだとは思います。そして、やっぱり僕にはそういうものが一切ない。でも作らなくなることもない。作らなくなったら、死ぬだろう、と言われたりしますが、作らなくなること自体がありえません。何を動機に作っているのか。ただ面白いからとしか言えないんですが、これじゃ、なんの参考にもなりませんかね。作っていると言えば、四歳の時から歌を作っているんですが、技術を向上させようとしたことすらありません。やり続けていたら自然と向上します。誰かに習ったりする必要もありません。やりたくない練習をやってうまくいくわけないですから。厳しくされてうまくいくはずもありません。やりたいと思うことを素直にやり続けてきた結果と言えると思います。そこに逡巡も障壁もなかったんです。当たり前のことばかり言ってすみません。

そして、僕なりの研究結果なのですが、このような湧いて出てくる創造性のようなものはおそらくほとんど全ての人間にあります。みんな自己愛や我執や業などという言葉を当然そこに存在するかのように語ってますが、そんなものは小さい頃にはないんです。自然とやってます。やりたくてやってますし、楽しいから続けていくんです。春樹も漱石だって北斎だってピカソだってみんなそうだったはずです。しかし、いつの間にか、我執がエネルギー源となっていった。でもそうじゃない、湧き水みたいな創造性もあるんです。それは近くにいます。僕は元々そういう人と出会うことが多かったのかもしれません。それこそ、多摩川で何十年も路上生活をしている、船越さんという方とか、誰よりも天気のことを知ってますし、水についての研究、野菜についての研究、ありとあらゆる研究を一人で続けてます。かつ、独りよがりじゃないんですよね。ちゃんと批評精神も持ち合わせてますし、勘違いしてません。正確に自分を観察している。僕にはそのように見えました。僕の絵の師匠の一人である、田上允克さんという山口にいらっしゃる画家も、二九歳の時に絵と出会って、現在七〇代ですが、一度も働いたことがなく、父親からの仕送りで、生きて、毎日一〇枚ほど絵を描き続けてます。僕なんてまだまだです。もっといるんですよね。しかも、その人たちはアウトサイダーですらなく、正確に自分を知ってます。そういう人たちを見て、いつも清々しい気持ちになるし、僕は生きていることを励まされますし、そういう人間として生きていたいなとも思います。僕の創造性の方法論の先人が何人かいます。ほとんど誰も知らない人です。

空海についてですが、すみません、多分、思いつきで書いていて、空海のことは、ほとんど何も知らないんです。でも空海は僕と近かったのかもしれないなあともなぜか思います。

よく僧侶に喩《たと》えられます、僕の人生は。そして、実際の僧侶からもよく気に入られます。本当は僕たちがあなたみたいなことをやるべきなんだって（笑）。気づいたら、その瞬間にやりなされ、と思うのですが、宗教も今は全て法人になってますから、なかなか難しいみたいです。僕は仏教について勉強したことは一度もありません。高校生の時に手塚治虫の『ブッダ』を全巻揃えたことはありますが、漫画のインパクトとしては、小学一年生の時に全巻セットを買ってもらった『はだしのゲン』には劣ります。手塚治虫自体は、世界観が苦手であまり興味がありません。『火の鳥』とかも読んではいるんですけど、色々端折《はしょ》りすぎなのではないかと不安になります。でもシャカは気になりますよ。あと、キリストも気になります。確かに興味深い人はみんな宗教人です。でも何も知らないんですよ。

お経をあげたこともないし、葬式もほとんど鬱になるからと参列しません。人が死ぬことにそこまで関心がないんです。生きている人にしか関心がない。死んだとしても生きている人間として扱ってしまっている。死ぬことに興味がないんです。死とは何かとか考えたことがないです。同時に死ぬのが怖い、という小さい頃に誰しもに起きるらしい現象も僕には起きてないです。死ぬことが頭の中に入ってない。それなのに昔は死にたかったわけですから不思議ですけど。

色々ごちゃごちゃ言わずに、困ってる人がいたら、敵味方関係なく助けていこうぜ、自分なんかたいしたもんじゃないから、世間に晒《さら》して、有効活用してもらおうぜ、これが僕がシャカとキリストから受け取っている伝言です。

そういう意味ではシャカとキリストから受け取ったまま生きていると思います。キリストは途中から、熊本にきてから入ってきましたが、シャカはもっと前からいる感じではあります。でもそれは「一休さん」とか「日本昔ばなし」とか「ドラゴンボール」とかなんか小さいころに見た漫画とかアニメとかからのイメージなんですかね。地蔵さんとかも入ってきます。あれは仏教じゃないんですよね？　そういう基本的なことも知らないんです。興味もないんです。困ってる人を助けていこうぜ、で充分なんです。いのちのおかわりはありません、なんですから。

だから無常という言葉も、昔、知り合いがよく口にしてましたが、よくわかりません。無私という言葉は僕も時々は使います。無我も。

スマナサーラさんの「無常を知る人」の特徴をチェックしてみましょう。

・性格が柔軟で賢い。

確かに、まったく頑固ではなく、とにかくひたすらに賢いとは思います（笑）。柔らかく、聞く耳を持ってます。そして、その人から聞いた話の中で真実を見つける能力も高いのではないかと。自分の意見というものはなく、人からの意見を正確に自分で判断する能力には長けてます。だから、人と揉めることがありません。かつ正直に話すし、正直に聞き入れるので深い信頼を得ることができます。僕も深く人を信頼します。かといって、嘘をつかれた、みたいな経験もありません。騙されたことが人生で一度もないです。気づいていないだけかもしれませんが、もし騙されても裏切られたと言うこともないと思います。信じてはいますが、固定しておらず、その人が変わったとしてもそれはそれでよし。でも一度好きになった人は、とことん好きになります。たとえその人が人殺しをしたとしても、僕は死ぬまで面会にいくでしょう。気に入った人は死ぬまで気に入った人として付き合うんです。喧嘩別れした人が一人もいません。

・注意深く、失敗しない。人間関係のメンテナンスを怠らない。

僕は絶対に地雷を踏みません。何よりも初対面だけが全てです。どんな人も初対面で付き合うか付き合わないか決めます。だから仲が良かったけど、そうじゃなくなった、という人が一人もいません。これは人生においてそうです。でもそんなに深くは誰とも付き合わないということでもあります。寂しいからといって、行きたくもないところには行きません。少数精鋭です。自分を深く理解してくれている人に、これからどうするのか、やり方、方法論などをよく話してアドバイスをもらいます。でもその人以上に自分で方法論を考えます。そのため、失敗がありません。僕は行きたいと思ったところに行けなかった試しがありません。告白して失敗したこともありません。フラれたこともありません。でも、そんなに選択もしないんです。結婚しようと思ったのは、今の妻であるフーだけで、フーとは二一歳の時に会って、僕が落ち込んでいるのを見て、変じゃないよと言ってくれたから、命の恩人なので、一緒にいると決めたわけです。それまでは一三歳の時に初対面で好きになった女性と一緒にいました。初対面の本能的な直感、それと同時に、徹底して方法論を組み立てる石橋叩いて渡るやり方。これを組み合わせてます。人間関係は悪くなったことがありません。元々そういう人とは仲良くならないからです。あとでお金で揉めたりしたこともありません。お金で揉めたことは一度もありません。

・落ちついていて、パニックにならない。

最近は落ち着いてますが、これはどうか怪しいです。しかし、地震が起きたり、原発が爆発したり、コロナでみんながパニックになったりすると、あり得ないくらい落ち着いて、速攻で行動に移すことができます。パニックになったことは一度もありません。しかし、うつの時は平時なのに、毎日、一人で、何かに取り憑かれたみたいに苦しんでました。今となっては、もうそういうことは一生やってこないんだと確信してます。実際に今のところ六五〇日、一秒もそんな状態になってません。

・過去を後悔せず、未来に期待せず、明るい。

失敗はしないわけですから、後悔もしたことがないです。後悔とはその時に、精一杯やれなかったからするっていうことなのでしょうか。人間は自分がいいようにしか選択はしてませんので、その時その時で本来最善策を選んでいるはずです。未来には過度の期待はしてませんね。取らぬ狸の皮算用はよくしますが、それが外れたことがありません。大体明るいですね。人を恨んだり妬んだりすることがありません。今は同性には一切の嫉妬がありません。フーにも嫉妬はゼロです。昔は嫉妬することもありましたがそれはいつも自分が寂しい時でした。今は、寂しいという感情すらありません。

・楽しく生き、心を育てる。

これは大得意なことですね！

確かに環さんが言うように、これらは全て当てはまってしまいます！（笑）。僕は無常を知っているんですか……。知らなかった。

期待も希望も妄想かもしれませんが、楽しい、ってことはありますよね？　あ、でも楽しむ、はその瞬間のことだからってことですね。みんな変化が怖いんでしょうが、変化は、実は面白いんですよね。鍛錬というのは、この変化の波に継続的に打たれ続けるということでもあります。そうすると、いろんなことが起きて、集まって、変化して、成長して、それがまた再会した時には、別の顔になっていて、みたいに、人間同士でも起きるじゃないですか、そういうことが、それが変化の中に起きてくるんです。

パステルをやる前は抽象画をわけもわからずやってきて、畑を始めると、幼い頃、四歳頃に砂と話していたことを思い出し、畑も変化が続くんですが、掘ってすぐの土で作った畝って貧弱なんですすぐに枯れそうなんですけど、しかも、成長は遅いから変化あんまりしないんですけど、まず土が乾いた時に、もうすでにその形以外あり得ないという存在感をこちらに示してくれるんですよね、それが何よりも安心材料になって、気づいた時には、これも毎日いくことでわかるのですが、植物がどんどん生育していきます。昨日よりも今日の伸び方の方が大きいんです。もちろん、ある程度で成長は止まります。すると、また畑を変化させる時なんですね、怖いというよりもめんどくさいですよ、確かに変化は。知らないこととまた出会うわけですから、手もぎこちないし、失敗するかもしれないから、失敗しないように計画を立てなくちゃいけないし、引っ越したばかりの家でまだ道具が揃ってない時の心許ない感じがあるじゃないですか、落ち着かないやつ、ああいう感じですよ、できるだけ取り除きたいのはわかるんです。でもそれに慣れてくると、鍛錬すると、もう一つ生きる空間が増えるってことでもあるんですよね。しかも、前の空間も、たとえ形を変えたとしてもそのまま残っていくんですよ、記憶の糸として、それらが絡み合った時に調和して、音色が聞こえた時の興奮といったら、それを知ったら、変化しない人生は刑務所と同じだと思いますよ。僕は刑務所に行っても、楽しみを見つけ出しちゃいそうですけど。

変化を恐れることを飛び越えるには、それを越える毎日の鍛錬を続けることで、鍛錬も越えるには鍛錬と思えなくなるほど、継続することで、習慣にすることで、習慣、日課と名付けることを超えるために、もうその生活を好きにやりたいようにやる、という道楽状態にまで持っていくと、変化は花とか自然の移り変わりみたいに愛でることができるようになっていきます。かつ、変化の素は一生消えないので、ずっと芽が出る種が土の中に眠っているみたいな状態になるんですよ。同じ土で同じ作物を育ててたらそれは腐っていきますよね。マンネリと化す。しかし、毎日、畑に通い続けていたら、本当に生命が生き生きと変化していくんですよね。そうやって自然の花や鳥や空の色を感じるのは、畑からパステルへと移り変わり、今は水墨画になってきてますが、それといわゆる仏教思想のようなものが親和性が高いのはそうかもしれませんね。配慮の達人という言葉が出てきましたが、配慮という言葉は、まさにソクラテスが弟子たちに語っていた言葉でもあります。原始仏教と古代ギリシア。僕は次はこのような世界の研究を始めるのでしょうか。楽しみで仕方ありません。

もちろん、上座仏教の教えなど一切知りません。しかし、到達した状態はかなり似てましたね。

しかも、僕はこのような精神の修行みたいなことを誰かに学んだこともありません。書物も読んだことがありませんし、茶道、剣術、そういった訓練もしてません。誰かから習うことが苦手ですので、無理なんです。


僕の今の状態が、仏教で言うところの悟りの境地に似ていると！（笑）

笑わずにはおれませんが、嬉しくもあります。でもそれくらい実りある闘病生活だったとは思います。僕、多分、一度も心は折れてないですから。きっとこの先にトンネルの先に光はないかもしれないが、どこかには抜けていくはずとは思えていたのです。全てが空《くう》であるとは思わないのですが、全てが空《そら》であり、雲であり、陽光であり、水であるとは日々感じてます。これが悟りだとしたら、みんなも絶対に悟った方がいいです！ほんとに。セブン-イレブンが何よりも好きな僕の言うことですから、信憑性に欠けるかもしれませんが……。

環さんだって、我執の塊だと思いませんけどね。環さんはよくそこをおっしゃりますが。だって、この本だって、環さんが一声かけてくれなければ始まらなかったんですよ。

この本は環さんの本です。僕は環さんの完璧な質問にただ答えただけですから。僕は環さんに完全独立してもらいたいと思ってますよ。それでこそ、きっとオープンダイアローグを実践できる病院を超越した独立機関ができるはずだと思ってますから。下世話な話ですが、きっと大学病院をでた方が稼げるのではないかとすら思ってます。僕ももちろん協力しますし！　無償でカウンセラーやりますよ。今、やれると思ったことは必ず今、やれるのです。今、やるための準備が整っていないのではなく、やれると思ったときに、本当は全てやれるのです。お金が足りなかったり、必要な仲間がまだ見つかっていないだけで、そういったものが揃っていたならば、今すぐできるんだと思います。僕も坂口恭平美術館を始めたいと思ったら、大正時代の最高の物件が橙書店の真横にあるのに気づいて、二部屋空き部屋になってまして、八月から始めますし！　そこは美術館です。絵を楽しむ場所です。僕が考えた、楽しむ、という方法論を伝えることができる場所になるのかもしれません。楽しみです。もう鬱には二度とならないと確信してます。正直、それどころではなくなってます！

何事も怖い、のではなく、めんどくさかったんですね。そのことには気づきました。めんどくさいということを抜けていくと、色々面白いことが広がっていきます。僕も昔は相当のめんどくさがりでした。環さんのめんどくささが解放されていくと、きっと楽しいオープンダイアローグの実験の場ができるはずですし、人々の幸福がそこから生まれると僕は確信してます。

失うのを怖がるのではなく、もっと楽しい場所、なんならもっと稼げる場所へ向かってみてもいいじゃないですか。

決して苦労するのではなく、もっと楽な方法で、もっと仲間たちが和気藹々《あいあい》として、能力を発揮させながら、病院の中にいつつ、外にいながら、大学とも連携しつつ、独立した状態で、環さんなら、きっと実現できると思います。今の状態のままだともったいない！　と僕は勝手ながらいつも感じてました。大変なこともわかります。でももっと楽しいことが目の前にあるんです。きっと、地団駄踏んでいる人も楽しいことならすぐに心を開くでしょう。僕はその方法なら無茶苦茶得意ですし、精神論で言っているのではなく、かなり具体的に足を進めていける実践を積んできているつもりです。何ならお金があれば、大抵の物事はスムーズに進んでいくこともあります。

だから、僕は環さんの限界はまだ見えてません。もっと多くの可能性があります。それはいのっちの電話をしていて、死にたいと嘆く人々の可能性でもあります。僕がこれからやってみたいことはその人たちへのさらなる直接治療です。どうすればいいのかはわかりませんが、僕に見えているのは畑だったり、空だったり、アトリエだったりします。植物も育ってます。人々がそこで生活することもできてます。僕は建築設計にも携わってます。我執や所有欲は仮面の感情や欲望で、その奥に、放置されている方法や道具があります。僕が光を当てたいのはそこです。それぞれの人に合った、方法がありま す。我執がカバーする領域はとても狭いです。人からよく見られたいだの、誰かよりも稼いでいたいだの、大体どのひとも同じようなものです。絶望の顔色が皆同じなように。しかし、その人たちの方法や道具、技術はその人たちの希望や幸福がそれぞれに違うように百人いれば百通りあります。だからこそ、僕はまずは電話でできるだけ多くの人々と直接一対一で声を通わせてみたいと思ったのです。でも、僕自身、もっとやってみたい、もっと直接人々に触れてみたい、という思いもあります。でもまだ僕は修行が足りません。もっと欲望についてのコントロールも必要でしょう。地位や名声についての欲望はもうすでに完全にコントロールできていると思います。金銭的なことも僕はもう変に考えることもないでしょう。次は性愛的な問題かもしれません。しかし、それもすでにかなりいいところまではきてます。そうすれば、どんな人とも嫉妬や好き嫌いの目ではなく、真っ直ぐ見ることができるのかもしれません。その時、僕は人と直接触れ合いながら、その人を治療するということができるのでしょうか。治療だけが目的ではありません。僕はその人に一番合った、方法を見つけ出し、その人が完全に能力を発揮するというところまで向かいたいです。お産のように、赤ん坊ではなく、その人の幸福を一緒に生み出すお手伝いをしたい。危ない思考かもしれません。でも僕の素直な考えです。なぜならそれが実現できるという僕の感触があるからです。でもまだ今ではありません。まずは美術館から始めるのです。そうやって、少しずつこの現実に僕が考える時空間を建設していこうと思ってます。美術館はいのっちの電話からのさらなる発展形のつもりです。

我執は捨てなくてもいい。これは病気は治らなくてもいいということのような気がします。

でも僕の躁鬱病は治りました。おそらく完治です。勘違いかもしれませんが、病院も不要になり、薬も飲んでいないまま、今のこの状態が実現しているのですから、しかももうすぐまる二年になります。環さんがそのことがエビデンスになるとおっしゃってくれたのは、本当に僕としても希望になりました。僕に我執がないのであれば、きっと環さんにもないんですよ。僕にあるのは方法です。うまくいく方法。自分なりの力が発揮できる方法と鍛錬によって身につけた技術です。我執がないという実感のないまま、変化の渦の中に入り込み、プロセスに集中するのはかなり困難だと思います。だからこそマインドフルネスという方法では難しいいんだと思います。

僕は本を書いているときに、困難は感じないです。それはこうするといいよ、という方法についてのアドバイスにも見えますが、実際のところは、何かどこからか方法を持ってきているわけではなく、あくまでも、徹底して、僕自身が自分の経験で見つけたことで、それはマインドフルネス、や、仏教思想、というような言葉にまとめられるものではないからです。だからこそ、僕の主張や創造性が形になって見えないのですが、それは僕が選んだ道です。オーガナイズしない、組織化しない、変化のまんまに存在させることを本の中でも実現できていると感じているからです。だから僕の方法の全てが参考になるわけではありません。しかし、徹底して固有の方法を示す必要があると僕は感じてます。もちろん、それこそが普遍につながる道だと感じてのことです。僕は自分の生き方をこれみよがしに人々に自慢したいわけではありません。子供と同じです。一緒に遊んで楽しもうと伝えたいだけです。遊びの仕方は教えますが、遊び方は色々ですし、その人の方が上手く遊ぶこともあります。そして、実際に、いのっちの電話を通じて、自殺を止め、新しい人生を歩み始めた人々は、僕とはまるで違いますし、僕の方法のこれがうまくいかなかったなどとは言われたことはありません。その人なりに見つけたら良いですし、大事なことはその人が生きていく中で、ずっと僕に連絡し、途中経過、これもプロセスですね、変化です、その変化の真っ只中に、僕も一応、併走するように、ただ、手を下さずに、ただ生きているということを示すだけです。

瞑想なんかしたって仕方がないですよ。シャカは瞑想しろとは言わなかったはずです。ゆっくり自分なりに、周りの環境と一つになるような時空間を見出しなさいってことです。瞑想がいい、オープンダイアローグがいい、となると、本当にそれだけが一人歩きしてしまいます。それは常に、資本主義と一つになっていきます。これが近代以降の僕たちが歩んできた道です。そこを超えるにはどうするのか。それは一つに決めない、言葉で括らない、一人一人と一対一で話す、僕もまだこれくらいしかわかってませんが、固めない、柔らかい水のような状態で進める人たちが、方法を示していく必要がありますす。できないことではありません。僕は普遍的な方法だけが知りたいし、見出したいです。しかし、そのためには完全に僕の全てを全ての思考を全ての方法を示す必要があるんです。その固有の混沌の中にさらに足を踏み入れ、誰からも言葉で括られずに、誰とも一対一で声を通わせることで、僕は自分というトンネルのその先に、そこもまた光など見えないかもしれないが、ただ抜けていく道が、道には見えないかもしれない、五次元、六次元、いや、そんな計算できるものではなく、曼荼羅の、いや、仏教を通過した、熊楠ではなく、もっと、何か、それが何かは僕もわかりません、でも僕は感じているから、この文章が書けているんです。見えているんです。そのことが僕に現実を感じさせてくれます。だから精神病の医療を変えたいのではありません。もっと向こうに何かがあります。どちらかというと、幸福とは何か、の方向ではあるのですが、それを言うと、いわゆる宗教くさくなってしまいます。宗教ではないような気がします。でも、シャカではある。キリストではあるかもしれません。僕の目指す存在のあり方は。芸術家で参考になる人はほとんどいません。もちろん、作っている物事に関してはとても大事な師匠ですが、人生の師匠ではありません。でもシャカもキリストも全然どんな人生を送ったのか知りません。感じるだけです。シャカの小説なら書けるかもしれません。

僕、自分語りってしないいんですかね？　よく自分語りばかりする人とむしろ評されている気がします。

どのようにして今の状態になったのか、そのプロセスですね、もう長くなってきましたから、さらっとやってみましょう。

でも振り返ってはみるのですが、僕自身、自分の考え方に何か突然の変化みたいなものはないんですよね。僕は好きな芸術家、作家、音楽家などはいますが、その人たちの作品にそこまで夢中になったのかというと、人の作品に夢中になりにくい体質なので、直接的に、影響というものを受けていないような気がします。元々こんな考えだったとする方が自分としては自然です。我執に囚われていたが、そこから解放された、という経験もありません。僕は元々囚われていなかったと思います。だからこそ、四歳の時の友人に会っても、中学生の時でも小学生の時でも高校生の時でも大学生の時でも別に考え方は変わってませんので、その時々の友人と会っても特段変化はありません。でも元々誰とも仲良くなかったのですが。恋人だった人たちとは今でも会うことがあるのですが、別に変わったと言われることもありません。むしろ、元々そうだったもんね、と言われることが多いです。そもそも躁鬱病で苦しんでいたのかというと、鬱の時はそりゃ大変でしたが、そうでないときは比較的幸福でした。闘病とすら言えないと思います。

僕自身、大学までは受験で失敗したこともありませんし、その後、就職はしませんでしたが、大学院の受験もせずに、大学院のトップの人しか行けない教授の自宅兼事務所で働けたり（もちろん無償なので大変でしたが）、その後も、いくつもバイトには落ちましたが、築地市場にある果物の仲卸店は電話で話しただけで働けることになりました。自分の体に合わないところでは全くうまくいきませんが、合うと水を得た魚になります。もちろん誰でもそうだと思いますが。早稲田を首席卒業し、築地市場にバイトで入ることが人にとっては失敗だったと思われるのかもしれませんが、僕の周りには誰も笑う人はいませんでしたし、安定して就職をしていないことを、やっぱりさすがだなぁとしか言われませんでした。両親からは理解されませんでしたが、僕としてはそれはわかっていたので落ち込むこともありませんでした。大学院の事務所に一年いた後は、三年くらい築地市場とホテルで働き、どちらの職場でも楽しかったです。多少いじめられましたが、でもだからといって、落ち込むことがないんです。何をされても、ひどい仕打ちを受けても、僕にはいつも助けてくれる女性がいて、そのおかげで、助かってきました。そして、お金がなく無名だった時から、人助けをしてましたし、別に今、余裕があるからやっているわけでもないんですね。元々僕はこうでした。それなのに時々、鬱になって苦しんでいたのは、疲れていたんだと思います。体が悲鳴を上げてそうなった。そして、僕は体の使い方を覚えていきました。精神的な変化はありませんが、畑を始めたり、日課的に原稿を書くようになり、自分独自の絵画表現を見つけたりと体の変化の方がすごいですね。そのおかげで今があります。健康にさえなれば、僕は問題が何一つないと思っていた、その状態に今、なっているような気がします。壁とか乗り越えたとかがなくて申し訳ありません。

もちろん、全ては「作る」ことが僕を助けてくれたわけです。

もうそれしかありません。作る、そして、作ったものを人に見せる。もしくは売る。この連動がとてもよかったんだと思います。これも思考が作品に変化し、人々のインスピレーションに変化し、金銭に変化するといった、変化そのものでもあります。創造によって克服した、これは春樹さんも同じだしベケットも同じだしピカソも同じということとは違うのですか？　芸術家とはそれができた人ということなのではないかと思ってます。しかし、僕が感じているのは自分が芸術家ではないということです。

つくるという宗教なのでしょうか？（笑）

シャカは何か作っていなかったんですかね？　キリストも。気になります。むっちゃ作ってたシャカの小説でも書いてみたいです。あ、また新作のイメージが浮かびました。ありがとうございます。もう天に環さんに感謝するしかありません。我執に依存せずに作品を作り続けている前代未聞の表現者であるかもしれない、との言葉、嬉しくいただきます。僕には恥ずかしさ、というものが皆無ですからね。推敲を重ねるのは恥ずかしいからです。自分の下手なところ、自分の汚い心、自分の本性、見せるのは恥ずかしいですもんね。だから手直しして、素晴らしいものに仕上げていくんです。でも僕にはそれがありません。僕はこれまで四〇〇枚近いパステル画を描いてきましたけど、一枚も本当に一枚も捨てたことがないんですよ（笑）。全部見せてるんです。そういうこと自体はおそらく初めてかもしれません。僕は芸術家の作品を見るとき、いつも、あ、この人はここを恥ずかしがっているなあ、と見てしまいます。カッコつけてるところとも言えますが。恥ずかしいところを隠して推敲することが逆に僕は恥ずかしいんですね。カッコつけること自体がかっこ悪いと思ってしまいます。それは逆説で、ではなく、素直に心からそう思ってます。みんなかっこ悪い！　って。隠すなよ、と思っちゃいます。ダメならダメでいいじゃないか、下手なら下手で、でもだからこそ、毎日鍛錬して、全てを見せて、失敗しないように細心の配慮を重ねようと思ってます。そうすることで、全てを表現にしてます。それが僕が元々やりたかったことでもあります。そうなんです。僕は今、幼少の頃にやってみたかったけど、言葉になっていなかった、仕事をやっている感触があります。それはとても幸福なことです。確かに僕は今、自由とは何かはわからないけど、囚われていない、楽だなぁ、と思ってます。安住することはできないけど、移り変わるけど、恐れはまったくありません。恥もありません。自分を飾ろうとも思いません。でも自分を心から守る気でもいます。だからといって駄目なところを隠そうとは思いません。隠すことでは守れないからです。正直でいること、素直でいること。丸裸でいること。それが一番楽だから、それをやっているのです。僕は今、とても楽です。

その人たちにとっての正直とは何か、素直とは何か、それが僕は電話をしていると、見えてくるみたいです。もちろんやり方は簡単です。こちらがそのような正直な目で真っ直ぐ見ればいいだけです。こちらが何か隠したら、相手も隠します。これが僕の治療の方法であり、対話の方法であり、経済の方法であり、自然との接し方であり、生き方そのものです。

僕は自分で自分を治しました。僕は自分が楽に生きていく方法も見つけました。決して楽な方法ではありませんが、鍛錬が必要ですが、楽に生きることがその苦労を全て吹き飛ばしてくれます。何よりも、今日ももう五〇枚を楽に超えているのですが、朝三時から五時間半で、書き切ろうとしてます。これは苦労でしょうか？　多くの人にとっては五〇枚の原稿を書くことは苦労かもしれません。でも僕はもう鍛錬をしてきているので、肩こりが少しあるくらいです。それよりも僕が考えていることを事細かく環さんにお伝えしたかったのです。僕が考えていることにしっかり真っ直ぐの目で見て、それを観察、判断、批評してくれる、全体的に見てくれる、仲間以外の貴重な人だと思ってます。もちろん仲間ではありますよ（笑）。でも仲間を超えた人です。環さんとこんなやりとりができて、僕は今まで自分の体の中に眠っていたたくさんの言葉たち記憶たちが呼び覚まされ、僕が声をあげると、喜び勇んで、こちらに向かってくるのを何度も感じました。その度にまた書きたくなっていきました。その時の状態、それは僕にとって幸福以外の言葉は当てはまりません。僕は苦労をしてきたのでしょうか。大変な修行を経てきたのでしょうか。そうは思えません。僕は幸福でした。僕はずっと幸福だったとしか思えないのです。そして、そんな人生は僕だけの特別なことなのでしょうか。僕はそうも思っていないのです。人々もまた幸福のことを知っているということを僕は経験から確かに感じてます。だからこそ、もっと書きたいと思う力と同じような力が、いのっちの電話をしている最中に湧いてくるのです。僕は素直に人々が幸福のことを忘れていないということを呼び覚ましたいと思っているようです。それが僕にできることであり、死ぬまでやり続けていたいと思うことなのです。

おわりに

みなさん読書、おつかれさまでした。僕の手紙長かったですよね、環さんの文章をもっと読みたかったですよね。僕もそう思います。でも今回はこのような形になった。それもまた受け入れていこうと思います。それくらい、僕は嬉しくなった、というのか、とにかく創造力が掻き立てられた。環さんが用意してくれた器が楽しくって、とにかくできるだけ事細かに、感じていることを書いてみました。書きたくて仕方がなかったようです。この往復書簡をこの先もまた続けたいです。第二弾を早くも、僕は強く希望してます。

自分がやっている仕事を正面からできるだけ全体的に考察してもらう、ということがこれまでなかったように思います。環さんからのいくつもの励まし、質問はとても興味深く、ここで僕にとって重要なのは、とにかく僕がそれらの問いかけに対して、もっと書きたい、もっとどこまでも長く書き続けたい、と思ったことで、僕は説明をしようとは思わず、おかげで自由になり、どこまでも言葉を生み出したいと喚起された。そういう点ではもしかしたら、読者の人にとっては読みにくいところもあるかもしれません。それはすみませんと思うのですが、それよりも、僕は自分が喚起されたことが意味もわからないままにいまだに気になってます。一日五〇枚も原稿を書くことなんか最近ではほとんどなかったのですが、環さんへの手紙であれば、何百枚でも平気で書いてしまいそうです。そんな創造の泉を見つけたことが、何よりも喜びです。

僕がもう一〇年近くやっているいのっちの電話ももしかしたら同じようなものなのかもしれない、と思いました。

いつも僕は、電話を受けながら、もっとこの人に話をしてみたい、もっとこうしたら絶対楽になるはず、と思うのです。それもまた、もっと創造したいという意欲に近いような気がします。人を治すとかそういうことではない感触があります。今回の手紙の中の言葉で言うと、そこに「流れ」を発見しているのかもしれません。僕は今も毎日パステル画を一日に何枚も描いてますが、それは目の前の風景のついつい見逃してしまいそうな美しさや心地よさみたいなものを発見するところからはじまります。何とも言えない水の色、光が茂みに当たっている様子、人工的だと思われているアスファルトですら、太陽の光が当たると僕は、彼らの長所を見つけたような気持ちになり、ゾクゾクしてしまいます。だから、これからもずっと絵を描くと思いますが、そうやって描いた絵は自分の作業なのかどうかいつもわからなくなります。風景がすごいんだから。風景が僕を喚起します。僕は無限の創造の流れをそこに発見するわけです。

風景と出会うように僕は人間とも出会っているような気がします。パステルで絵を描き始めたのは、いのっちの電話を始めて一〇年近く経ってからですが、僕は絵を毎日描くようになって、自分がやっているこの電話の創造についてよくわかってきたのかもしれません。僕は治しているわけではありません。僕は風景を治しているわけではありません。風景はいつもずっと待ってます。黙って何も言わずそこに存在してます。いのっちの電話では、風景ではなく、人間がそこに存在してます。僕は発見します。僕は創造をしているはずです。風景ではなく、人間を対象にして、そしてパステルを使うのではなく、声を使って。だから止まることがないんだし、僕は疲れないんだと思います。僕は風景と出会って、絵を描いて、風景にそのまま渡しているわけではありません。その絵は誰かに売ってます。いのっちの電話は、人間と出会って、僕の創造力が喚起されて、声を使ってその人から滲み出ている心地よさを僕が代わりに生み出して、それを電話の向こうに渡しているのかもしれません。

うまく言葉にはできませんが、治療ではない気がしてます。

環さんの手紙の中で僕の電話のことを「オーダーメイドな助言」と言われていて、それがまた僕の中の何かを刺激してます。

治療ではなく、創造という世界の中で考え、行動していくことはできないか。僕は次に、このようなことを書いていきたいと思います。

先日も、ちょっと体調を崩したのですが、精神的に少し辛かったのですが、一日に六枚のパステル画を夢中で描いたら、翌日すっかり体調はよくなってました。僕の躁鬱病は今ではすっかり身をひそめてます。あと二日で、鬱で寝込まなくなって丸二年になります。それは治療という概念を抜け出した結果なのではないかと思ってます。それぞれの人に、創造の泉があるはずで、死にたくなっている時、鬱で混乱している時は、実はそれを発見せよと体が声をかけてきているのではないかと思ってます。鬱が創造で治るはずがないとおっしゃる方も多いと思います。そんなことやってる体力がない、余裕がない、と。しかし、僕は自分の経験から、何かこの先に道があるような気がしてならないのです。創造で治る、ということではなく、治療と創造とは概念が違う。治療→創造ではなく、発見→創造です。病気になれば治療します。では発見の対義語はなんでしょうか。退屈かもしれません。僕は最近、死にたい人は実は退屈しているだけではないかという、目を覆いたくなるような安直な、仮説を立ててしまってます。おそらく退屈は、太古の昔から重大な問題だったはずです。僕もなぜ作っているのかと問われたら、作らないと退屈だから、と答えてしまいそうです。

僕は自分を退屈から解放したいし、人々をワクワクするような発見の洪水に巻き込みたいのかもしれません。

そっちの方がマシどころか、それはまさに幸福そのものだと思っているからです。

今回は、環さんが僕の発見をしてくれて、僕はここまで喚起されたんです。

これからも風景を発見するように、人間を発見していこう。環さんからの今回の励ましはまさにこの僕の創造の源流を、鏡で見せてくれました。おかげで発見の力を身をもって感じました。環さん、本当にありがとうございました。

またお手紙待ってます。

二〇二一年九月八日

熊本のアトリエにて

坂口恭平

装画・挿画　長場雄
装幀　佐藤亜沙美

本書は書き下ろしです。

斎藤環

1961年岩手県生まれ。筑波大学医学研究科博士課程修了。爽風会佐々木病院等を経て、筑波大学医学医療系社会精神保健学教授。専門は思春期・青年期の精神病理学、「ひきこもり」の治療・支援ならびに啓蒙活動。著書に『社会的ひきこもり』『世界が土曜の夜の夢なら』（角川財団学芸賞）『オープンダイアローグとは何か』『心を病んだらいけないの？』（與那覇潤との共著・小林秀雄賞）など多数。

坂口恭平

1978年熊本県生まれ。早稲田大学理工学部建築学科卒業。2004年、日本の路上生活者の住居を収めた写真集『0円ハウス』を刊行。東日本大震災後の2011年5月、故郷熊本で独立国家の樹立を宣言、その経緯を綴った『独立国家のつくりかた』が話題となる。他の著書に『現実宿り』『苦しい時は電話して』『自分の薬をつくる』『躁鬱大学』『土になる』など、画集に『Pastel』『Water』がある。

いのっちの手紙《てがみ》

2021年11月10日　初版発行

著　者　斎《さい》藤《とう》　環《たまき》
　　　　坂《さか》口《ぐち》　恭《きょう》平《へい》

発行者　松田陽三

発行所　中央公論新社
〒100-8152　東京都千代田区大手町1-7-1
電話　販売 03-5299-1730　編集 03-5299-1740
URL http://www.chuko.co.jp/

DTP　平面惑星
印　刷　図書印刷
製　本　小泉製本

Published by CHUOKORON-SHINSHA, INC.
Printed in Japan　ISBN978-4-12-005477-8 C0095